AF493967

CONTRIBUTION EXPÉRIMENTALE

A LA

PATHOLOGIE ET A L'ANATOMIE PATHOLOGIQUE

DE LA MOELLE ÉPINIÈRE.

PAR

E. A. HOMÉN.

AGRÉGÉ D'ANATOMIE PATHOLOGIQUE,
A L'UNIVERSITÉ DE HELSINGFORS.

7 PLANCHES.

PARIS

LIBRAIRIE J.-B. BAILLIÈRE ET FILS
19, RUE HAUTEFEUILLE, 19
Près du boulevard Saint-Germain.

Contribution expérimentale à la pathologie et à l'anatomie pathologique de la moelle épinière.

(Travail de l'Institut pathologique de Helsingfors.)

CONTRIBUTION EXPÉRIMENTALE

A LA

PATHOLOGIE ET A L'ANATOMIE PATHOLOGIQUE

DE LA MOELLE ÉPINIÈRE.

PAR

E. A. HOMÉN.

AGRÉGÉ D'ANATOMIE PATHOLOGIQUE
A L'UNIVERSITÉ DE HELSINGFORS.

7 PLANCHES.

PARIS
LIBRAIRIE J.-B. BAILLIÈRE ET FILS
19, RUE HAUTEFEUILLE, 19
Près du boulevard Saint-Germain.

Une question très intéressante, beaucoup discutée, mais loin encore d'être résolue, est celle des voies conductrices de la moelle épinière. Elle se prête tout particulièrement à des recherches systématiques, car on peut l'étudier expérimentalement chez les animaux. A cet effet, on a suivi de préférence deux méthodes : l'une, la seule employée d'abord, consiste à observer les troubles fonctionnels intervenant à la suite de sections transversales de la moelle, pratiquées sur différents points et d'une largeur très variable. L'autre méthode suit les différents trajets au-dessus et au-dessous de la lésion, à l'aide des altérations histologiques constituant la dégénération secondaire. Quant à la méthode d'excitation directe de la moelle, provoquée, soit à la surface extérieure, ou mieux sur une section transversale, elle n'a donné jusqu'ici que des résultats peu certains.

Mais la dégénération secondaire est d'une importance également évidente à un autre point de vue : elle est, en effet, le type des lésions systématiques. Et pourtant on s'est presque exclusivement borné à étudier la topographie de cette altération, et ainsi la direction des voies conductrices, tandis qu'on en a trop négligé le début et la marche.

Les expériences que j'ai entreprises et dont je me propose de rendre compte dans ce travail, ont pour but d'étudier spécialement ce côté de la question et de contrôler ainsi l'opinion que j'ai émise il y a trois ans sur le point de départ de la dégénération secondaire. En même temps j'ai observé sur l'animal vivant les troubles fonctionnels, surtout ceux de la motilité, survenus après des sections, ou le plus souvent des hémisections, de la moelle épinière. — Pour plus de clarté je traiterai séparément, d'abord les troubles fonctionnels, puis les altérations histologiques, et je ferai précéder chacune de ces parties d'une énumération des principaux travaux publiés sur ces sujets, en rendant sommairement compte, pour quelques-uns d'entre eux, des points où ils ont un rapport plus direct avec mes expériences. En outre, dans la seconde partie, je ferai une comparaison entre les altérations histologiques que j'ai observées chez l'animal et des cas de dégénération secondaire chez l'homme, dont j'ai fait l'examen microscopique et que j'ai en partie déjà publiés.

Troubles fonctionnels déterminés par des hémisections de la moelle épinière.

Dès Galien on a pratiqué des sections partielles de la moelle épinière dans le but d'étudier les troubles fonctionnels déterminés par ces sections et d'apprendre ainsi à connaître les voies conductrices de la sensibilité et de la motilité. Les anciennes expériences n'ont donné que des résultats plus ou moins incomplets et souvent contradictoires. Il en est de même des travaux publiés dans la première partie de ce siècle par Bell, Magendie, qui a élargi le cadre de l'expérimentation sur la moelle épinière, Bellingeri, Schœps, Flourens, Rolando, Calmeil, Fodera, etc. Ces travaux ont été presque tous résumés par Longet[1] ce qui me dispense de m'en occuper autrement ici, d'autant plus qu'ils n'ont pas avec mes recherches des rapports aussi immédiats que d'autres publications postérieures.

Ce n'est que vers 1840 que les recherches sur ce sujet commencent à devenir plus complètes et plus systématiques. Si elles conduisent encore à des résultats tout à fait contradictoires sur les points les plus importants, elles concordent cependant sur quelques questions touchant aux différentes voies conductrices. Citons comme datant de cette époque les

1. LONGET : *Anatomie et physiologie du Système nerveux.* Paris. 1842.

6

travaux de van Deen[1], de Stilling[2], de Longet lui-même,
de Budge[3], de Kürschner[4], de Valentin[5], de Volkmann[6],
d'Eigenbrodt[7], de de Bezold[8], etc. Des trois premiers, van
Deen et Stilling ont expérimenté surtout sur des grenouilles et
Longet s'est borné à des essais d'excitation sur des chiens
(il fit surtout usage du galvanisme). Ces auteurs pourraient
servir à montrer combien les opinions sur se sujet ont été
différentes, souvent diamétralement opposées.

Ainsi van Deen d'abord (1838), puis Longet, adoptant
les premières conclusions de van Deen, ont émis une opinion se rapprochant de celle qu'avaient déjà formulée Ch.
Bell, Magendie et Flourens. Ils pensent que les cordons
antérieurs de la moelle épinière (de même que les racines
antérieures) sont exclusivement préposés au mouvement, tandis
que les cordons postérieurs (de même que les racines postérieures) servent exclusivement à la transmission des impressions sensitives de la périphérie au cerveau.

Plus tard (1839), van Deen modifiait ses premières
opinions en ce sens que la substance grise antérieure parti-
ciperait avec les cordons antérieurs à la transmission de la
volonté aux racines motrices. Il soutenait encore que les cordons postérieurs servaient à la transmission des impressions

1. VAN DEEN : *Traités et découvertes sur la physiologie de la moelle épinière.* Leyde. 1841.

2. STILLING : *Untersuchungen über die Functionen des Rückenmarks und der Nerven.* Leipzig. 1842.

3. BUDGE : *Untersuchung über das Nervensystem.* Frankfurt. 1841.

4. KUERSCHNER : Ueber die Function der hinteren und vorderen Stränge des Rückenmarkes. *Archiv für Anatomie, Physiologie und Wissenschaftliche Medicin* von Johannes Müller. Berlin. 1841.

5. VALENTIN : *Lehrbuch der Physiologie des Menschen.* Bd. II. Abth. 2.

6. VOLKMANN : L'article : Nervenphysiologie, dans le *Handwörterbuch der Physiologie,* von Wagner. Bd. 2. Braunschweig. 1844.

7. EIGENBRODT : *Ueber die Leitungsgesetze im Rückenmarke.* Giessen. 1849.

8. DE BEZOLD : Ueber die gekreuzten Wirkungen des Rückenmarkes. *Zeitschrift für Wissenschaftliche Zoologie.* Bd. IX. 1858.

sensitives, mais il ajoutait que c'était par leur union avec la substance grise postérieure qu'ils étaient mis à même de servir à cette transmission. Il pensait pourtant que les cordons antérieurs pouvaient aussi transmettre des impressions sensitives avec le concours de la partie avoisinante de la substance grise antérieure. Il attribuait encore à la substance grise deux facultés : celle de transmettre des impressions des cordons postérieurs aux cordons antérieurs et celle d'étendre les impressions sensitives ou les incitations motrices d'une fibre sensitive ou motrice à un grand nombre d'autres fibres de la même espèce.

Stilling, qui critique sévèrement van Deen, prête à la substance grise une influence plus grande : la partie postérieure de la substance grise, dit-il, transmet les impressions sensitives, soit seule, soit avec les cordons postérieurs; la substance blanche seule, jamais; mais elle communique à la substance grise les impressions reçues. De même la substance grise antérieure porte aux racines antérieures les incitations de la volonté (ou l'excitation des fibres sensitives provoquant des mouvements réflexes). Tant que la partie inférieure de la moelle est en communication avec la partie supérieure (et par conséquent avec le cerveau), ne fût-ce que par un petit fragment de la substance grise antérieure ou postérieure, la motilité, dans le premier cas, reste entière pour toutes les parties du corps situées derrière la lésion de la moelle, et dans le second cas la sensibilité n'est point troublée pour les parties au-dessous de la lésion. D'après Stilling, la substance blanche antérieure et postérieure ne sert pas de voie de transmission dans le sens longitudinal, mais principalement dans la direction transversale.

Van Deen, comme anciennement Galien, après la section d'une moitié de la moelle faite au-dessus de l'origine des nerfs des extrémités, a constaté la paralysie de l'extrémité du côté opéré, tandis que la sensibilité lui a paru conservée des deux côtés. Stilling a trouvé quelque motilité encore dans

8

les membres du même côté, et aussi la sensibilité conservée des deux côtés après hémisection de la moelle dorsale; il semblerait résulter de là le fait d'un croisement des fibres dans la moelle au-dessus du point où elles y pénètrent et où elles en sortent.

Les autres auteurs cités se rattachent plus ou moins aux unes ou aux autres des opinions dont nous venons de rendre compte; ils s'en écartent sur quelques points, les complètent sur d'autres, sans cependant émettre des vues bien nouvelles. C'est ainsi que Kürschner, se fondant sur ses expériences d'excitations de la moelle épinière, attribue, comme Longet, aux cordons antérieurs le rôle de conducteurs des incitations motrices et voit dans les cordons postérieurs seuls les conducteurs des impressions sensitives.

Quant à la question de l'hémisection et du croisement des voies conductrices, Eigenbrodt et de Bezold admettent tous les deux, à la suite d'hémisections pratiquées sur des grenouilles, que des sections faites à une certaine distance de l'origine des nerfs des extrémités dans la moelle n'ont pas une influence sensible sur la motilité des deux côtés de l'animal. A mesure que la section se rapproche de l'émergence des nerfs d'une extrémité, la motilité de cette extrémité est plus ou moins troublée, tandis que les autres membres gardent intacts leurs mouvements volontaires. Ainsi donc, pour expliquer la persistance de la motilité des deux côtés après une hémisection pratiquée un peu haut, il faudrait admettre une connexion entre les deux moitiés de la moelle. Pourtant de Bezold ne veut pas admettre de croisement; voici comment il explique le fait : les nerfs moteurs du côté opéré émanent, dans le voisinage de leur émergence de la moelle, de cellules nerveuses communiquant par le moyen de fibres commissurales avec des cellules nerveuses de l'autre côté, de sorte que la volonté agit immédiatement sur les unes et sur les autres. — Il y a donc bien en réalité croisement, püisqu'il y a passage de l'innervation d'un côté à l'autre.

A la suite d'hémisections pratiquées sur des pigeons et des mammifères au-dessus de l'émergence des racines des nerfs brachiaux, de Bezold constata une paralysie complète du côté opéré. Eigenbrodt, opérant sur des chiens, trouva qu'après une hémisection pratiquée dans la région dorsale, il subsistait quelque motilité dans le membre postérieur du côté de la lésion, mais qu'une hémisection dans la région lombaire provoquait la paralysie complète de l'extrémité postérieure correspondante. Volkmann, qui, il est vrai, n'a pas varié les points de section autant que les expérimentateurs précédents, constate aussi une paralysie constante et complète du côté opéré et nie tout croisement des fibres motrices.

Les résultats obtenus par v. Kempen [1] après des hémisections pratiquées sur des chiens et des lapins, ne concordent pas entièrement avec les précédents. Il constata en effet la paralysie des deux côtés, plus complète cependant du côté opéré. M. Kölliker [2] était arrivé à peu près au même résultat par ses expériences faites avec Corti et Czermak sur des lapins ; il l'explique en disant qu'une partie des fibres motrices, celles des cordons antérieurs, s'entrecroisent dans la moelle épinière par la commissure blanche et passent directement dans les racines antérieures, tandis qu'une autre partie, celles des cordons latéraux, s'entrecroisent dans la moelle allongée à l'entrecroisement des pyramides.

Quant à la sensibilité, quelques-uns des expérimentateurs précités l'ont trouvée conservée, quelques-uns même, comme Fodera, Bellingeri et Calmeil l'avaient constaté, exagérée du côté opéré ; du côté opposé les uns l'ont trouvée conservée, d'autres diminuée ou même annullée.

<hr>

1. v. KEMPEN : *Expériences physiologiques sur la transmission de la sensibilité et du mouvement dans la moelle épinière.* Bruxelles. 1859.

2. KÖLLIKER : *Mikroskopische Anatomie.* Bd. II, 1. Leipzig. 1850.

10

Les opinions se montrent aussi divergentes quant à la
place des voies conductrices dans les différents cordons.
Eigenbrodt paraît un des premiers commencer à reconnaître
aux cordons latéraux quelque importance à cet égard; ainsi
il place les voies motrices, non plus seulement dans les cordons antérieurs, mais aussi dans les cordons latéraux. Il ne
pense pas que ses expériences lui permettent de décider si
les voies sensitives se trouvent dans les cordons latéraux
aussi bien que dans les postérieurs. En revanche il considère
la substance grise comme pouvant transmettre aussi bien les
impressions sensitives que les incitations motrices. M. Kölliker
reconnaît aussi aux cordons latéraux une certaine importance
comme voies conductrices; il regarde leur moitié antérieure
comme transmettant surtout les incitations motrices et leur
moitié postérieure, surtout les impressions sensitives. Les
cordons antérieurs transmettent exclusivement, selon lui, les
ordres de la volonté et les cordons postérieurs servent exclusivement à la transmission de la sensibilité; la substance grise
peut servir à ces deux transmissions.

Türck [1] aussi, en raison de ses expériences sur des
lapins, accorde un rôle assez important aux cordons latéraux.
En coupant seulement le cordon latéral dans la région du
quatrième nerf cervical, on provoque toujours, selon lui, des
douleurs très intenses; il se rattache ainsi à l'opinion que la
moelle épinière est directement excitable. Une lésion de ces
cordons occasionne hyperesthésie et paralysie incomplète du
côté opéré, mais anesthésie du côté opposé, tandis qu'une
lésion des autres cordons ne provoque aucun trouble bien
prononcé de la sensibilité ni de la motilité.

1. Tuerck : Ergebnisse physiologischer Untersuchungen über die
einzelnen Stränge des Rückenmarkes. *Sitzungsberichte der mathematisch-naturwissenschaftlichen Classe der Kaiserlichen Akademie der Wissenschaften.* Wien. Bd. VI (1851).

Les expériences de M. Schiff [1] et surtout de M. Brown-Séquard [2] sont d'une importance beaucoup plus grande que toutes les précédentes. Aussi ont elles, comme on sait, excité, surtout entre les physiologistes, les discussions les plus vives. Ces deux savants s'accordent sur quelques points, mais il en est d'autres en plus grand nombre, et des plus importants, sur lesquels leurs opinions diffèrent. — Les conducteurs de la sensibilité sont, d'après M. Brown-Séquard, surtout dans la substance grise, en partie aussi dans les cordons antérieurs; ils sont complètement ou presque complètement entrecroisés dans la moelle. De là résulterait naturellement la grande diminution ou l'abolition complète de la sensibilité du côté opposé à la

1. Schiff : *Lehrbuch der Physiologie des Menschen.* I. Muskel- und Nervenphysiologie. Lahr. 1859.

2. Brown-Séquard : *Recherches et expériences sur la physiologie de la moelle épinière.* Thèse de doctorat. Paris 1846. De la transmission des impressions sensitives dans la moelle épinière. *Comptes rendus de la Société de Biologie.* Paris 1849. De la transmission croisée des impressions sensitives par la moelle épinière. *Comptes rendus de la Société de Biologie.* Paris 1850. Recherches sur la transmission croisée des impressions sensitives dans la moelle épinière. *Gazette hebdomadaire de médecine,* etc. Paris 1855. Nouvelles recherches sur la voie de transmission des impressions sensitives dans la moelle épinière. *Comptes rendus de l'Académie des sciences.* Paris 1855. Nouvelles recherches expérimentales sur la transmission des impressions sensitives dans la moelle épinière. *Comptes rendus de la Société de Biologie.* Paris 1857. Expériences montrant que les cordons antérieurs de la moelle épinière servent à la transmission des impressions sensitives. *Journal de la physiologie de l'homme et des animaux.* Paris 1858. Sur la possibilité du retour des fonctions perdues après une section transversale partielle ou complète de la moelle épinière chez l'homme et chez les animaux. *Archives générales de médecine,* etc. Paris 1859. *Course of Lectures on the Physiology and Pathology of the Central Nervous System.* Philadelphia 1860. Recherches expérimentales et cliniques sur la transmission des impressions de tact, de chatouillement, de douleur, de température et de contraction musculaire (sens musculaire) dans la moelle épinière. *Journal de la physiologie de l'homme et des animaux.* Paris 1864. Où se font les entrecroisements des conducteurs des ordres de la volonté aux muscles. *Comptes rendus de la Société de Biologie.* Paris 1876.

lésion, phénomène, qu'il a constaté, comme Türck et d'autres, après hémisection de la moelle. De même, une section longitudinale médiane de la partie de la moelle d'où émanent les nerfs des extrémités postérieures, section pratiquée de manière que les deux parties latérales étaient complètement séparées, a eu pour suite l'anesthésie de ces extrémités, tandis que la motilité était conservée[1]. M. Brown-Séquard regarde l'hyperesthésie du côté opéré, constatée par lui après hémisection, comme résultant de la section des cordons postérieurs. Si la section n'avait pas pénétré jusqu'à la ligne médiane, la sensibilité du côté opposé était incomplètement abolie, ou normale, ou même exagérée.

M. Schiff distingue entre les conducteurs de la sensibilité tactile et ceux de la sensibilité à la douleur; ceux-là sont, d'après lui, les cordons postérieurs, ceux-ci la substance grise dans toute son épaisseur. Il résulte de là qu'un fragment quelconque de la substance grise de la moelle dorsale peut servir de conducteur aux impressions sensitives de toute la partie postérieure du corps, mais plus ce fragment est petit, plus la transmission des impressions sensitives est ralentie. Il nie pourtant qu'il y ait entrecroisement des fibres sensitives dans la moelle : du moins ne l'admet-il pas dans la même étendue que M. Brown-Séquard. Voici l'hypothèse que M. Schiff propose comme explication, et qui rappelle celle que nous avons citée de v. Bezold quant à la motilité. Il existe, selon lui, partout répandues dans la substance grise et réunies par de nombreuses anastomoses de manière à former un réseau serré, des cellules ganglionnaires qui reçoivent les impressions de douleur par

---

1. Des expériences semblables, mais aboutissant à un résultat différent, avaient déjà été tentées par Galien, plus tard par v. Bezold, v. Kempen, etc. Pourtant en 1823 Fodera avait constaté chez des lapins l'anesthésie des deux côtés après une section de ce genre. Ce savant est le premier qui ait examiné avec soin l'influence d'une section transversale de la moitié de la moelle sur la sensibilité des membres correspondants; il avait constaté un peu d'hyperesthésie du côté opéré, et une diminution de la sensibilité du côté opposé.

la voie de fibres radicales postérieures qui y débouchent; ces cellules se transmettent ensuite l'impression de proche en proche dans toutes les directions et par conséquent aussi jusqu'au cerveau. Comme M. Schiff suppose ce réseau uniformément étendu dans toute l'épaisseur de la substance grise, il s'explique sans peine que la substance grise antérieure et la postérieure servent également de conducteurs et que le moindre fragment de cette substance suffise à conduire les impressions provenant d'un point quelconque des parties postérieures du corps; en un mot cette hypothèse s'accorde avec les conclusions qu'il a tirées de ses expériences. M. Schiff a constaté chez des mammifères, des oiseaux et des grenouilles l'hyperesthésie du côté opéré les premiers jours après l'hémisection, hyperesthésie qui n'atteint son plus haut degré qu'au bout de quelques heures, puis diminue peu à peu, de sorte qu'au bout de 1 à 3 semaines la sensibilité peut descendre un peu au-dessous de l'état normal; il explique l'hyperesthésie comme résultant d'un état d'excitation des parties sectionnées, c. à. d. des cordons postérieurs. Pourtant il n'y a pas de transmission de la sensibilité tactile pure du côté opéré; si le contact devient un peu plus fort et agit comme une légère pression, l'hyperesthésie reparait. — Du côté opposé il a trouvé une légère diminution de la sensibilité, quelquefois pourtant à peine appréciable.

Quant à la motilité, les fibres motrices sont, d'après M. Brown-Séquard, pour la plupart dans les cordons latéraux dans la moelle cervicale et dans les cordons antérieurs dans la région dorsale; de sorte que, à mesure qu'on se rapproche du bulbe rachidien, le rôle des cordons latéraux devient plus important; outre cela la partie antérieure de la substance grise prend part à la transmission des impulsions de la volonté. Il n'y a pas ou presque pas croisement des faisceaux moteurs dans la moelle des animaux (dans celle de l'homme pas du tout) : aussi a-t-il trouvé une paralysie complète ou presque complète du côté opéré après hémisection chez les mammifères.

M. Schiff regarde les cordons antérieurs et la substance grise dans toute son épaisseur comme conducteurs de la motilité. Ainsi, après une hémisection pratiquée sur des chiens en arrière de la quatrième vertèbre cervicale, il a trouvé une diminution de la force motrice des extrémités, diminution plus prononcée pourtant du côté opéré. Cet affaiblissement disparut au bout de quelque temps; seulement les adducteurs du côté opéré restèrent plus faibles, de sorte que l'animal n'alla plus droit, mais en obliquant un peu du côté sain.

Opposés comme leurs théories sont les résultats auxquels sont arrivés ces deux expérimentateurs après des hémisections pratiquées des deux côtés à différentes hauteurs. M. Brown-Séquard a constaté une paralysie des deux extrémités postérieures, tandis que M. Schiff trouvait encore quelques restes de mouvements volontaires. D'après M. Brown-Séquard, si l'on coupait une des moitiés de la moelle à la hauteur de la 10e vertèbre dorsale, l'autre à la nuque, on provoquait l'anesthésie des deux membres postérieurs et l'hyperesthésie du membre antérieur correspondant à la section supérieure, tandis que d'après M. Schiff la sensibilité se rétablissait après des hémisections à différentes hauteurs. M. Schiff nie aussi qu'une coupe longitudinale de la moelle provoque l'anesthésie dans les parties correspondantes à la section.

Les travaux de MM. Chauveau[1], Hohn[2], Sanders[3], et les expériences si soigneusement faites sous la direction de

---

1. CHAUVEAU : De la moelle épinière considérée comme voie de transmission des impressions sensitives; *compte rendu des séances de l'Académie des sciences.* N° 19. 1857.

2. HOHN : *Einige Versuche über den Faserverlauf im Rückenmark.* Würzburg. 1857.

3. SANDERS : *Geleidingsbahnen in het Ruggemerg voor de gevoolsindrückken.* Groningen. 1866.

M. Ludvig et dans son laboratoire par MM. Miescher[1], Nawrocki[2], Woroschiloff[3], marquent tous une tendance bien prononcée à attribuer aux cordons latéraux un rôle notable comme voie de transmission. M. Woroschiloff surtout, à la suite de ses expériences sur les lapins, a cherché à faire prévaloir cette manière de voir. Il a montré en effet que la destruction chez les lapins des cordons blancs antérieurs et postérieurs et de toute la substance grise à la hauteur de la dernière vertèbre dorsale, n'exerce aucune influence sur la sensibilité et la motilité des extrémités postérieures, tant que les cordons latéraux restent intacts, tandis qu'en coupant les cordons latéraux seuls, on provoque dans les deux directions une paralysie en apparence complète. De là il tire la conclusion, sans doute un peu précipitée, qu'il n'y a ni dans les cordons antérieurs ou postérieurs ni dans la substance grise, des voies conductrices qui entretiennent la continuité fonctionnelle entre le cerveau et les nerfs qui émanent de la moelle. Toutes les voies conductrices de la motilité et de la sensibilité seraient contenues pêle-mêle dans les cordons latéraux; pourtant, environ la moitié interne du tiers moyen des cordons latéraux serait destinée aux faisceaux de coordination. Chaque cordon latéral contiendrait des fibres motrices et sensitives pour les deux côtés, mais dans des proportions différentes; ainsi, par exemple, après hémisection de la moelle ou section d'un cordon latéral seulement, la motilité du membre postérieur du côté opéré est très affaiblie, mais nullement abolie. Du côté opéré, il a constaté de l'hyperesthésie. M. Woroschiloff a fait ses observations soit immé-

1. MIESCHER : Zur Frage der sensiblen Leitung im Rückenmark. (*Arbeiten aus der physiologischen Anstalt zu Leipzig. Jahrg. V, 1870.*)

2. NAWROCKI : Beitrag zur Frage der sensiblen Leitung im Rückenmarke. (*Arbeiten aus der physiologischen Anstalt zu Leipzig. Jahrg. VI, 1871.*)

3. WOROSCHILOFF : Der Verlauf der motorischen und sensiblen Bahnen durch das Lendenmark des Kaninchen. (*Arbeiten aus der physiologischen Anstalt zu Leipzig. Jahrg. IX, 1874.*)

diatement soit une heure après que la plaie eut été soigneusement recousue; quelquefois aussi il a laissé s'écouler un intervalle de cinq heures, temps qu'il considère comme suffisant,
souvent même nécessaire, pour que l'animal se rétablisse de
la commotion causée par l'opération.

Les expériences [1] de MM. Piccolo et Santi Siena offrent
beaucoup d'intérêt. Ceux-ci ont en effet continué à
observer soigneusement leurs sujets d'étude, lapins, chiens et
pigeons, pendant très longtemps après l'opération, et ont surtout attiré l'attention sur le fait que les troubles fonctionnels survenus après la section diminuent ou même dispa-
raîssent ensuite par la substitution d'autres voies conductrices;
ils n'ont jamais trouvé, même chez des animaux ayant sur-
vécu cinq mois, aucune régénération de la substance nerveuse.
Ils placent les faisceaux moteurs, non seulement, comme
M. Woroschiloff, dans les cordons latéraux, mais aussi dans les
cordons antérieurs, et attribuent à ces faisceaux une faculté
remarquable de se substituer l'un à l'autre, de manière que
dans des cas de destruction des cordons antérieurs et des
parties antérieures des cordons latéraux, ayant causé d'abord
une paraplégie, la transmission des impulsions motrices aurait
été, au bout de quelques semaines, reprise par les parties
postérieures des cordons latéraux, et vice versa. Le même
phénomène se produirait après section dans la région lombaire
et cervicale d'un cordon antérieur ou de tous les deux, ou
bien des cordons latéraux dans toute leur épaisseur. Après
hémisection complète de la moelle dans la région lombaire,
ces expérimentateurs ont constaté une paralysie absolue du
membre correspondant, d'où ils concluent à l'existence, dans
cette région, d'une transmission directe des impulsions
motrices volontaires; tandis que dans la région dorsale il y
aurait entrecroisement partiel, au moins chez les oiseaux.

---

1. *Sulle ferite del Midollo Spinale*. Palermo. 1876. D'après le
compte rendu donné par *Schmidt's Jahrbücher*. Bd. 177 p. 197 (1878).

Ils semblent considérer la substance grise dans toute son épaisseur comme la seule voie conductrice de la sensibilité, sans que celle-ci y ait des trajets déterminés une fois pour toutes, de sorte qu'il faut une section complète de la substance grise pour abolir définitivement la sensibilité des parties correspondantes, la motilité restant cependant intacte. Après section de la moitié de la moelle, ou à peu près, dans la région cervicale et dorsale, les expérimentateurs italiens ont trouvé une légère hyperesthésie du côté opéré, jamais anesthésie du côté opposé, quelquefois une diminution de la sensibilité, laquelle cependant restait normale dans la plupart des cas. Quand la substance grise centrale du côté opposé était aussi détruite (expérience faite sur des chiens dans la région lombaire), il n'y avait pas hyperesthésie du membre postérieur correspondant, mais au contraire affaiblissement de la sensibilité, restée intacte dans le membre opposé.

Sur ce dernier point M. Schiefferdecker[1], se rangeant à l'opinion de M. Schiff, est d'un avis contraire. Comme les expérimentateurs italiens, et M. Schiff du reste aussi, il admet que l'hémisection provoque une hyperesthésie souvent à peine prononcée du côté opéré, tandis que la sensibilité du côté opposé est conservée; mais, dit-il, à mesure que la section dépasse la ligne médiane, la transmission de la sensibilité à la douleur diminue de plus en plus du côté opposé, d'abord en rapidité, puis en intensité, jusqu'à ce qu'elle cesse complètement lorsqu'il ne reste plus qu'un mince fragment de la substance grise, tandis que le côté correspondant reste à peu près à l'état normal.

Les expériences de M. Vulpian[2] sur ces matières sont d'un très haut intérêt, et en grande partie d'une date anté-

1. SCHIEFERDECKER : Ueber Regeneration, Degeneration und Architectur des Rückenmarkes. *Virchow's Archiv.* Bd. 67 (1876).

2. VULPIAN : *Leçons sur la physiologie du système nerveux.* Paris. 1866. L'article : Physiologie de la moelle épinière, dans *dictionnaire encyclopédique des sciences médicales.* Deuxième série. T. 8. Paris. 1877. *Maladies du système nerveux* (Maladies de la moelle). Paris. 1879.

rieure aux travaux que nous venons de mentionner. M. Vulpian
fait remarquer avec raison [que dans les observations qu'on
a faites et, par suite, dans les conclusions qu'on en a tirées,
on n'a pas assez pris en considération le fait qu'il y a toujours, au début d'une lésion expérimentale de la moelle, des
effets qui dépendent de la mise à nu de l'organe, de la con-
tusion, des tiraillements, en un mot des violences diverses
subies par les parties les plus rapprochées de celle sur laquelle a
porté réellement l'instrument; ces effets se dissipent plus ou
moins vite, quelquefois en peu d'instants, d'autres fois au
bout de quelques heures ou même d'un ou plusieurs jours.

D'autre part, M. Vulpian a fait ressortir aussi comment
il peut s'établir dans la moelle des suppléances plus ou moins
suffisantes, qui rétablissent, dans une mesure variable, des
fonctionnements tout d'abord affaiblis ou même entièrement
abolis. Ainsi il a constaté que l'abolition de la motilité dans
le membre correspondant et la diminution de la sensibilité
du côté opposé, survenues après une hémisection de la
moelle dorsale, peuvent disparaître peu à peu, sans que cette
amélioration aille jusqu'au retour absolument complet à l'état
normal.

Il regarde comme voies conductrices des incitations motrices les cordons antéro-latéraux, probablement surtout les
parties postérieures de ces cordons. Pourtant l'éminent professeur juge aussi la substance grise médullaire indispensable
pour la transmission normale des incitations motrices, en ce
qu'elle fait communiquer les fibres motrices des cordons
antéro-latéraux avec les origines des fibres des racines
antérieures.

Après une hémisection de la moelle cervicale, M. Vulpian
a trouvé que le membre postérieur du côté de l'hémisection,
quoique notablement plus faible que l'autre, n'était pas complètement paralysé, tandis que le membre antérieur paraissait
entièrement paralysé sous le rapport de la motilité. Une
hémisection pratiquée dans la région dorsale, vers la sixième,

septième ou huitième vertèbre de cette région, ne détermine pas non plus toujours une paralysie complète du membre correspondant, mais l'affaiblissement de ce membre est bien plus considérable que lorsque la lésion est faite dans la région cervicale. La motilité volontaire paraissait, au contraire, tout à fait abolie dans le membre postérieur correspondant à l'hémisection lorsque la section était faite dans la région lombaire, immédiatement en avant des points d'origine des nerfs destinés à ce membre.

Par ses expériences, M. Vulpian a aussi démontré avec évidence qu'une hémisection transversale de la moelle n'empêche pas les ordres de la volonté d'arriver aux parties du corps en relation avec la moitié coupée de la moelle, pourvu que la section soit faite à une assez grande distance des points d'origine des nerfs destinés à ces parties. Cette possibilité d'une transmission des incitations volontaires au membre postérieur, du côté où l'on a pratiqué l'hémisection de la moelle dans la région dorsale, ou aux deux membres de ce côté, lorsque l'hémisection a été faite vers la partie supérieure de la région cervicale, tient, d'après lui, à ce que des entrecroisements et des commissures existent entre les deux moitiés de la moelle épinière dans toute la hauteur de cet organe. Chaque moitié de la moelle contient un certain nombre de fibres qui vont, après un trajet plus ou moins long, traverser les commissures, surtout la commissure antérieure, pour se rendre à l'autre moitié. Ce qui lui paraît le prouver, c'est que la motilité volontaire sera abolie complètement dans le membre correspondant à une hémisection de la moelle dans la région dorsale, si l'on pratique une hémisection de l'autre moitié de la moelle dans la région cervicale.

Quant aux troubles de la sensibilité après hémisection dans la region dorsale, M. Vulpian les a trouvés différents dans différentes espèces d'animaux. Chez le chien, par exemple, il y a bien encore une hyperesthésie reconnaissable dans le membre postérieur du côté de l'hémisection, mais la sensibilité ne paraît que peu diminuée, si elle l'est, dans le membre postérieur du côté opposé. Cette hyperesthésie déterminée par certaines lésions médullaires est due, selon M. Vulpian, à un état de surexcitabilité ou d'irritation spéciale, produit dans les éléments de la moelle, dans toute l'étendue de l'organe en arrière de la lésion, et seulement du côté correspondant à cette lésion lorsqu'elle est unilatérale. M. Vulpian considère la diminution de la sensibilité du côté opposé produite par les lésions médullaires comme une sorte d'effet de l'hyperesthésie directe due à ces lésions. — Le peu de différence de sensibilité entre les deux membres que l'illustre expérimentateur a constaté plusieurs fois de la façon la plus nette, lui paraît démontrer que les éléments conducteurs des impressions sensitives ne s'entre-croisent pas complètement d'un côté à l'autre, dans la moelle épinière, chez les mammifères.

Conformément à cette opinion qu'il n'y a pas entre-croisement complet, M. Vulpian dit, contrairement à M. Brown-Séquard : « il est très présumable que la division longitudinale de la région lombaire de la moelle en deux moitiés latérales, lorsqu'il n'y a aucune complication et que l'opération est faite exactement sur la ligne médiane, ne détruit la sensibilité ni dans l'un, ni dans l'autre des deux membres postérieurs, même chez les mammifères supérieurs » [1].

M. Vulpian considère la substance grise de la moelle comme voie principale de la transmission des impressions sensitives. Il n'affirme cependant pas que les faisceaux blancs ne jouent aucun rôle dans cette transmission.

La persistance de la sensibilité après deux hémisections de la moelle des animaux en sens inverse, l'une dans la région dorsale, l'autre dans la région cervicale, conduit M. Vulpian à supposer qu'il n'y a pas, dans la substance grise, de route déterminée pour la transmission des impressions

1. *Dictionnaire encyclopédique des sciences médicales.* T. 8, p. 384.

sensitives, ou du moins pas de route indispensable, exclusive; que, dans l'état normal, les impressions suivent probablement toujours une certaine route, constamment la même, mais que, si cette route est rendue impossible par une lésion quelconque, la transmission se poursuit sans doute par des voies de traverse, jusqu'à ce que, par l'intermédiaire de ces voies, elles puissent regagner leur chemin ordinaire à une distance plus ou moins grande des points où elles ont dû le quitter.

Quant à la réflectivité du côté opéré après une hémisection de la moelle épinière dorsale, M. Vulpian a trouvé les mouvements réflexes assurément plus forts dans le membre postérieur qui correspond à la section que dans le membre du côté opposé. Il a aussi, comme MM. Brown-Séquard, Schiff et d'autres, constaté une élévation de la température du membre postérieur correspondant, coïncidant avec une dilatation vasculaire. La température du membre postérieur du côté opposé s'abaisse un peu.

Entre les travaux récents sur la matière qui nous occupe, citons encore ceux de MM. Weiss [1], Kusmin [2], Osawa [3]. Leurs expériences ont été faites sur des chiens. Ces auteurs admettent tous que chaque moitié latérale de la moelle contient des fibres motrices et sensitives conduisant, mais dans des proportions différentes, à l'un et à l'autre côté, et par lesquelles s'opère la communication fonctionnelle entre l'encéphale et les nerfs qui ont leur origine dans la moelle épinière. Ainsi ils ont constaté un rétablissement plus ou moins complet des troubles fonctionnels survenus à la suite d'une hémisection, et cela dans un espace variant de quelques semaines

1. WEISS : Untersuchungen über die Leitungsbahnen im Rückenmarke des Hundes. *Sitzungsberichte der Wiener Acad. Mathematisch-naturwissenschaftlichen Classe.* Bd. LXXX. 1879.

2. KUSMIN : Experimentelle Untersuchungen über die Leitungsbahnen im Rückenmarke des Hundes. *Medizinische Jahrbücher.* Wien. 1882.

3. OSAWA : *Untersuchungen über die Leitungsbahnen im Rückenmarke des Hundes.* Thèse. Strassburg. 1882.

à quelques mois. Après que les troubles souvent constatés par MM. Weiss et Osawa immédiatement après l'opération, c'est-à-dire une perte plus ou moins complète de la sensibilité et de la motilité des deux côtés, ont disparu, il reste, selon ces auteurs, après une hémisection pratiquée à la partie inférieure de la moelle dorsale (ou supérieure de la moelle lombaire), une perte du mouvement du membre correspondant et une diminution de la sensibilité, diminution égale des deux côtés d'après M. Weiss, un peu plus grande du côté opéré d'après M. Osawa. M. Kusmin, après hémisection à la 6e vertèbre cervicale, croit avoir constaté, outre une paralysie des membres du côté opéré, une perte de sensibilité du membre postérieur du côté opposé et un léger affaiblissement de la sensibilité du membre antérieur de ce même côté. Jamais ils n'ont constaté une hyperesthésie bien déterminée du côté opéré.

M. Weiss regarde les cordons latéraux comme seule voie de transmission des impressions sensitives; les autres ne sont pas si exclusifs. Ainsi M. Kusmin attribue aussi aux cordons postérieurs un rôle dans cette transmission. Il croit que l'entre-croisement des fibres sensitives, même de celles des membres postérieurs, a lieu, pour la plupart, déjà dans la moelle cervicale. M. Weiss place également les fibres motrices exclusivement dans les cordons latéraux, tandis que MM. Kusmin et Osawa ont trouvé que les cordons antérieurs suppléent fort bien les cordons latéraux, après section de ceux-ci, et vice versa. M. Kusmin croit qu'après une hémisection les fibres motrices des membres inférieurs qui remplacent les fibres coupées ne passent de l'autre côté de la moelle que vers l'origine des racines des nerfs de ces extrémités, car, une paralysie du membre postérieur correspondant survenue à la suite d'une hémisection à la sixième vertèbre cervicale ayant disparu au bout de sept semaines, une nouvelle hémisection pratiquée dans la région de la deuxième vertèbre lombaire ne provoquait plus aucune paralysie. Quant à ces fibres suppléantes entre-croisées, les auteurs cités laissent en suspens la question de savoir si elles fonctionnent avant la section, ou si leur fonctionnement ne commence qu'après que les fibres directes ont été interrompues.

M. Osawa, comme plusieurs expérimentateurs avant lui, a constaté un excès, allant jusqu'à 10 degrés et plus, de la température (entre les orteils) du membre correspondant sur celle du membre opposé pendant les premiers jours après une hémisection; cette élévation disparaît peu à peu. M. Osawa a aussi trouvé une exagération de la réflectivité médullaire du côté opéré. D'après M. Weiss, la réflectivité des deux extrémités était diminuée.

De ce résumé, si bref soit-il, il ressort entre autres que les opinions ont été dès l'origine fort différentes sur les suites des lésions après sections partielles de la moelle épinière. Pour expliquer ces contradictions, on peut invoquer, surtout en ce qui concerne la sensibilité, tout d'abord peut-être la difficulté de faire sur les animaux des observations ayant un haut degré de certitude. Comment, en effet, dans les marques de perception que donne l'animal, distinguer toujours avec assurance la sensibilité tactile de la sensibilité à la douleur, ou encore décider de sa faculté de localiser les impressions? Quant à la motilité, on n'a pas toujours bien distingué les mouvements réflexes des mouvements volontaires. Il faut se rappeler aussi que nos moyens de contrôle ne sont pas suffisants pour nous permettre de décider si, chez un animal, la motilité est parfaitement intacte ou peut-être déjà un peu atteinte. On ne peut, par exemple, dire avec certitude qu'une section entière ou partielle des cordons antérieurs, qui n'a pas eu pour suite des troubles visibles, évidents, de la motilité, n'ait pas, si soigneusement qu'elle ait été faite, causé des paralysies partielles de tel ou tel muscle, très difficiles à constater sur l'animal. De plus on ne doit pas, comme on l'a trop souvent fait, conclure d'expériences faites sur une espèce animale à la similitude des résultats pour une autre espèce.

D'autres circonstances ont naturellement aussi contribué à ces incertitudes : ainsi les différentes méthodes d'opération. Quelques expérimentateurs n'ont pas fait leurs sections tout-à-fait à découvert; d'autres ont bien mis à nu la moelle, mais ont procédé du reste de façons variables et n'ont pas toujours fait, après la mort de l'animal, un examen microscopique soigneux pour juger de l'étendue de la section. De plus, les divers expérimentateurs ont fait leurs observations à des intervalles différents après la section, sans toujours bien distinguer, dans les troubles fonctionnels survenus immédiatement après l'opération, ceux qui disparaissent quelquefois presque tout de suite, d'autres fois au bout de quelques heures ou même de quelques jours, de ceux qui persistent plus longtemps et résultent seulement de l'interruption, par la section, des voies conductrices. On n'a pas non plus toujours assez tenu compte des fibres suppléantes, grâce auxquelles les troubles disparaissent pour la plupart peu à peu. D'un autre côté on a souvent, des expériences faites, tiré des conclusions trop étendues. — Voilà naturellement autant de causes d'erreur. Observons aussi que c'est tout autre chose de décider dans quelles circonstances adverses l'exercice d'une fonction est encore possible, que de trouver par quelles voies cette fonction s'exécute normalement.

J'ai été occupé des recherches qui font l'objet de ce travail à l'Institut pathologique de Helsingfors depuis l'automne de 1883[1]. Mes expériences ont porté sur 52 chiens

---

1. J'avais commencé ces études au printemps de la même année, à Paris, dans les laboratoires de M. Vulpian et de M. Ranvier. Les

adultes[1]. Ces animaux ont toujours été narcotisés, avant l'opération, par l'injection d'hydrate de chloral dans la veine
saphène du côté droit; une dose de 3 à 5 grammes est en général
suffisante. Après avoir fait une incision et mis à nu une vertèbre
dans la région des dernières vertèbres dorsales, quelquefois
aussi des 4e ou 5e vertèbres cervicales, j'ai ouvert le rachis
avec un ciseau ou avec des tenailles à tranchants obliques, et le
plus souvent coupé la moelle par la moitié ou environ, en y
enfonçant, dans le sens longitudinal, un bistouri approprié sur
la ligne médiane, ou à peu près, et en pratiquant ensuite la
section par un mouvement de torsion, toujours à gauche.
J'ai fait mes premières sections sans ouvrir préalablement la
dure-mère, mais ensuite, pour mieux réussir à faire aussi
approximativement que possible une hémisection, j'ai commencé par couper cette membrane avec des ciseaux; il se
présente alors une veine assez pleine qui marque la situation
du sillon médian postérieur. Il m'est souvent arrivé pourtant
de toucher un peu aussi le cordon postérieur de l'autre côté.
Je n'ai donc pas, comme quelques autres expérimentateurs,
soulevé préalablement la moelle dans son canal en introduisant une lamelle quelconque entre la surface antérieure du
canal rachidien et celle de la moelle. En opérant sans sou-
lever la moelle il peut pourtant arriver, comme cela a été le cas
une fois que je voulais faire une section complète, que l'instrument passe en glissant sans trancher complètement les cordons antérieurs. Jamais il n'est arrivé d'hémorrhagie pouvant
nuire au résultat. Après l'opération, que je faisais autant que
possible antiseptiquement, je lavais soigneusement la plaie et
je la fermais par quelques sutures; les jours suivants, je la

résultats que j'y ai obtenus, et qui s'accordent avec les résultats du
présent travail, ont été publiés dans les « *Comptes-rendus des séances de
l'académie des sciences* » du 4 juin 1883.

1. J'ai fait, dans le « *Fortschritte der Medicin* », Bd. 3, N° 9 (1885),
une communication à ce sujet, pour prendre date; depuis lors j'ai
encore opéré quelques chiens.

lavais avec de l'eau phéniquée. Le plus souvent la guérison était complète dans l'espace de deux semaines environ.

Comme mon but spécial était d'étudier le premier début et l'évolution de la dégénération secondaire, j'ai préféré recourir à l'hémisection, afin de pouvoir toujours, lors de l'examen histologique ultérieur, comparer le côté opéré avec l'autre côté, et ainsi mieux juger des toutes premières altérations. — Quelquefois, au lieu de faire l'hémisection complète, j'ai à dessein épargné le cordon antérieur, quelquefois au contraire j'ai dépassé volontairement la ligne médiane, pour pouvoir ensuite observer l'influence des cordons antérieurs sur la motilité.

Presque tous les chiens ont très bien supporté l'opération; ils ont vécu ensuite jusqu'à ce que je les ai fait tuer, en général par une injection d'acide prussique. Je les ai conservés en vie un, deux, trois jours, etc., jusqu'à neuf mois après la section.

Les animaux qui ont succombé aux suites plus ou moins directes de l'opération, sont morts ordinairement dans les 6 ou 8 premiers jours, ce qui fait que j'ai eu pour ces jours-là deux ou plusieurs chiens morts dans le même intervalle, et, par conséquent, une bonne occasion de contrôler les résultats obtenus à l'examen microscopique pour ces premiers temps après la lésion.

Le plus souvent j'ai fait durcir les moelles dans le liquide de Müller, soit à la température ordinaire, soit, exceptionnellement, tenu, pendant 10 à 15 jours, dans une étuve à 35°—40°; souvent aussi je les plongeais dans une solution à 2 p. 100 de bichromate d'ammoniaque ou de bichromate de potassium et les y laissais, soit jusqu'à complet durcissement, soit pendant deux semaines seulement, après quoi je les transportais dans une solution à 2 p. 1000 d'acide chromique, où elles séjournaient ensuite quelques semaines. Deux ou trois fois aussi je les ai fait durcir dans le liquide d'Ehrlich : 2½ p. 100 de bichromate de potassium et ½ p. 100 de sulfate de cuivre. Avant de les transporter ensuite dans l'alcool, je les lavais avec de l'eau, mais le plus souvent très légèrement, afin de pouvoir tirer tout le profit possible des méthodes de coloration de Weigert lors de l'examen histologique ultérieur.

Pour mieux juger de l'étendue de la section, j'ai fait les coupes dans la région même de la plaie, ordinairement dans le sens longitudinal; cela n'a présenté aucune difficulté, même dans les cas tout récents, où il n'y avait pas encore cicatrisation des parties coupées; en effet, une moitié de la moelle était toujours conservée même à l'endroit de la section. Je me suis toujours servi de celloïdine comme moyen d'inclusion [1]; les coupes ont été faites avec le microtome. Quelquefois aussi je me suis borné à des coupes transversales, pour mieux étudier l'évolution de la dégénération dans les parties les plus voisines de la section. En comparant alors l'étendue de la dégénération secondaire dans les différents faisceaux au-dessus et au-dessous de la plaie, on peut très bien juger quelles parties ont été atteintes par la section.

Pendant la vie de l'animal j'ai observé surtout la motilité, mais aussi la sensibilité, quelquefois déjà immédiatement après la cessation du sommeil narcotique, dans le courant de l'après-midi (l'opération ayant eu lieu dans la matinée), puis le lendemain et le surlendemain, ensuite tous les deux ou trois jours, et ainsi de suite.

Pour juger de la motilité, j'ai observé la position des membres, s'ils étaient flasques ou rigides, contracturés ou

---

1. Pour les détails sur le procédé d'inclusion, voir SCHIEFFERDECKER Ueber die Verwendung des Celloidins in der anatomischen Technik (*Archiv für Anatomie und Physiologie*; anat. Abth., 1882, p. 199) et BLOCHMANN : Ueber Einbettungsmethoden. *Zeitschrift für wissenschaftliche Mikroskopie*, von Behrens. Bd. I, p. 218. 1884. — J'ajouterai que j'ai procédé d'une manière un peu plus simple que ces auteurs dans l'emploi de la celloïdine; par exemple, au lieu de deux solutions, l'une plus, l'autre moins liquide, je n'en ai employé qu'une, de consistance moyenne.

tendus, j'ai noté comment l'animal se comportait quand on essayait de le mettre debout, [s'il pouvait s'appuyer sur ses quatre membres ou non, j'ai suivi le retour progressif de la faculté de marcher, enfin, la marche une fois revenue, j'ai vu comment l'animal courait et sautait et comment il se servait de ses pattes de derrière pour marcher quand on le soulevait par les pattes de devant, souvent aussi je[lui faisais monter et descendre des escaliers; c'est en variant ainsi les mouvements qu'on peut le mieux se rendre compte de différences minimes.

J'éprouvais l'état de la sensibilité par des pressions, des pincements, des piqûres, quelquefois aussi par irritation faradique entre les orteils; je notais alors si ces divers traitements provoquaient chez l'animal un mouvement correspondant, un essai de se soustraire à l'excitation, un son, un cri, un signe quelconque de douleur, une tentative de mordre, etc. J'ai tenu les yeux de l'animal bandés pendant l'expérience. Mais, comme je l'ai dit plus haut, les différences dans le degré de la sensibilité sont très difficiles à observer, à moins d'être très prononcées.

En général j'ai observé immédiatement après l'opération, souvent encore pendant les premières heures ou même les premiers jours, des troubles fonctionnels beaucoup plus marqués qu'après ce temps : ainsi souvent paralysie et quelquefois aussi rigidité, diminution ou même disparition de la sensibilité des deux membres postérieurs. Ces troubles du début sont sans doute le résultat de la commotion et des troubles de la circulation survenus, pendant l'opération, dans les parties les plus voisines des points par lesquels a passé l'instrument. Ce trouble de la circulation n'est pas permanent, sans doute, mais il dure pourtant assez longtemps pour que la région de la moelle dans laquelle il se produit, et surtout la substance grise de cette région, ait son excitabilité physiologique et ses diverses propriétés notablement diminuées.

Cette modification circulatoire et fonctionnelle doit avoir lieu aussi bien en avant qu'en arrière de l'hémisection.

Après la disparition de ces troubles du début, il reste une paralysie du membre correspondant à la lésion, lequel est quelquefois rigidement tendu pendant les premiers jours. Cette paralysie se dissipe ensuite progressivement. Au bout de 2 à 4 jours déjà, l'animal semble pouvoir s'appuyer un peu sur la jambe paralysée quand on le pose debout sur ses quatre membres. Au bout de dix à douze jours, il commence à se servir un peu de sa jambe pour marcher; celle-ci pourtant est encore très peu assurée et traîne visiblement; à tout instant, le pied fléchit et se retourne. Au bout de deux ou trois semaines, le chien marche assez bien, souvent même il peut courir et sauter un peu; on remarque cependant encore de l'incertitude et un certain traînement de la jambe; il se sert aussi passablement de ses pattes de derrière quand on le fait avancer et reculer en le tenant soulevé par les pattes de devant. Après un ou deux mois on ne remarque presque plus rien d'anormal quand l'animal marche, mais en courant et en sautant, il traîne un peu la jambe du côté opéré ou la jette de côté, surtout quand il tourne court ou qu'il monte des escaliers. Au bout de quelques mois, un observateur superficiel aurait peine à dire quel est le côté opéré, mais à un examen soigneux on peut le plus souvent encore constater un peu d'incertitude dans les mouvements violents; après cet intervalle il ne semble plus y avoir de changements.

Comme exemple d'une hémisection complète, je relaterai brièvement les deux expériences suivantes. (Pour de plus nombreux exemples, voir la seconde partie de ce travail) :

EXPÉRIENCE I.

Hémisection de la moelle à gauche au niveau
de la 11ᵉ vertèbre dorsale.

2 *février* 1884. — Chien de grande taille. On pratique l'hémisection dans la matinée. Quatre heures après l'opération : patte

gauche paralysée, rigide et tendue; un peu de faiblesse dans la patte droite; la patte postérieure droite paraît la moins sensible. Température prise entre les doigts : patte postérieure gauche 35°, patte postérieure droite 33°, pattes antérieures 33° à 34°.

3 février. — La patte postérieure gauche est encore paralysée et rigide; la droite se meut librement. Température : patte postérieure gauche 37°, droite 30°, pattes antérieures 31° à 31,5°.

4 février. — Peut s'appuyer un peu sur la patte postérieure gauche quand on le place debout; les réflexes tendineux de cette même patte paraissent un peu exagérés. Température : patte postérieure gauche 37,5°, patte postérieure droite 32°, pattes antérieures 31° à 32°.

5 février. — Sensibilité de la patte postérieure gauche semble un peu exagérée. Température : patte postérieure gauche 35°, patte postérieure droite et pattes antérieures 33° à 34°.

6 février. — L'animal s'appuie assez bien sur la patte postérieure gauche lorsqu'on le place debout, mais ne peut pas s'en servir pour marcher; il la traîne après lui en essayant de se mouvoir sur trois pattes. Température : patte postérieure gauche 35°, droite 35,5°, pattes antérieures 34° à 35°.

8 février. — L'animal s'appuie assez bien sur la patte postérieure gauche, sans pourtant pouvoir s'en servir pour marcher. Pas de différence notable entre les membres quant à la sensibilité; peut-être est-elle plus grande dans la patte postérieure gauche. Température : 34° à 36°.

12 février. — La patte postérieure gauche peut un peu servir à la marche, mais est très mal assurée et fléchit souvent.

18 février. — L'animal marche passablement et peut même un peu marcher sur ses pattes de derrière quand on soulève celles de devant.

24 février — L'animal marche assez bien, court même un peu mais en traînant la patte de derrière; marche passablement sur les pattes de derrière seules.

3 mars. — L'animal court et saute assez bien, mais la jambe postérieure gauche traîne et fauche encore un peu. Différence peu notable dans la sensibilité des extrémités.

12 mars. — A la marche on ne remarque presque pas de différence entre les membres postérieurs.

25 mars. — La jambe postérieure gauche traîne et fauche encore un peu quand l'animal court ou saute.

18 *mai*. — Une observation attentive peut encore révéler quelque incertitude dans la patte postérieure gauche quand l'animal court, saute, monte des escaliers, etc. On le tue. La moelle est durcie d'abord dans le bichromate d'ammoniaque (2 %), puis dans l'acide chromique (2 p. 1000).

L'examen microscopique montre que la ligne médiane a été dépassée et le cordon postérieur droit entamé, ainsi qu'un peu de la substance grise du côté droit, mais le cordon antérieur droit était tout à fait intact. Pour les autres résultats de l'examen microscopique, voir plus loin (seconde partie).

EXPÉRIENCE II.

Hémisection de la moelle à gauche au niveau de la 10ᵉ vertèbre dorsale.

20 *mars* 1884. — Chien de petite taille.

21 *mars*. — Paralysie complète de la patte postérieure gauche; la patte droite un peu faible. Différence peu notable de sensibilité dans les extrémités (peut-être pourtant est-elle plus forte dans la patte postérieure gauche). Les réflexes tendineux un peu exagérés dans cette même patte.

23 *mars*. — L'animal peut s'appuyer un peu sur la patte postérieure gauche quand on le place debout sur ses quatre pattes. La patte postérieure droite se meut librement.

26 *mars*. — Il s'appuie bien sur la patte postérieure gauche qnand on le lève, mais il ne peut pas encore marcher.

31 *mars*. — L'animal marche et se sert de sa patte postérieure gauche, mais elle traîne fortement et fléchit souvent.

12 *avril*. — L'animal marche assez bien; il court et saute même un peu, mais à cette allure, la patte postérieure gauche montre encore de l'incertitude; il peut aussi marcher sur ses pattes de derrière quand on le soulève par les pattes de devant.

30 *avril*. — L'animal court et saute très bien, mais la patte gauche traîne et fauche un peu.

31 *mai*. — En observant soigneusement on peut encore remarquer une certaine incertitude quand l'animal court, saute ou monte des escaliers. On le tue. Moelle mise dans la liqueur de Müller.

L'examen microscopique montre que la section a un peu entamé aussi le cordon postérieur droit (voir figure n° 11). — Pour le résultat de l'examen microscopique, voir plus loin (seconde partie).

Quant au rétablissement du mouvement après une hémi-section de la moelle, je ne vois pas d'autre manière de l'ex-pliquer que de l'attribuer à des fibres suppléantes, comme l'ont fait presque tous les expérimentateurs; en tous cas je n'ai jamais eu à constater une régénération des nerfs dans la cicatrice. Ces fibres suppléantes viennent de la moitié opposée de la moelle, probablement par la commissure anté-rieure, l'entre-croisement ayant lieu en arrière de la section; leur fonctionnement s'établit peu à peu quand les fibres par lesquelles se fait ordinairement la transmission des incitations motrices sont interrompues. La présence de ces fibres sup-pléantes dans l'autre moitié de la moelle ressort évidemment aussi du fait que, si on pratique une seconde hémisection du côté d'abord respecté, la paraplégie devient complète dans les deux membres, comme l'ont montré M. Vulpian et d'autres.

La pathologie humaine nous fournit aussi des faits qui semblent parler en faveur d'une seconde décussation semblable des fibres motrices dans la moelle, au moins chez certains sujets. Sans parler des cas où une lésion unilatérale du cer-veau a donné lieu à une dégénération descendante occupant symmétriquement les deux cordons latéraux de la moelle épinière, cas que l'on pourrait peut-être, si l'on ne veut pas accepter une autre décussation dans la moelle, expliquer, par l'hypothèse de M. Pitres[1], que cela dépend de variations individuelles et préexistantes dans l'entrecroisement des pyra-mides; abstraction faite de ces cas, M. Charcot a aussi attiré notre attention[2] sur des cas où, après une lésion unilatérale de la moelle, les deux faisceaux latéraux ont été affectés, celui du côté de la lésion pourtant à un plus haut degré, et où il faut admettre un second entrecroisement, surtout dans la moelle dorsale en arrière de la lésion. L'éminent professeur

1. PITRES : Recherches anatomo-cliniques sur les scléroses bila-térales de la moelle épinière consécutives à des lésions unilatérales du cerveau. *Archives de Physiologie.* T. III. N° 2. Paris. 1884.

2. CHARCOT : *Leçons sur les localisations dans les Maladies du cerveau et de la moelle épinière.* Paris. 1876—1880, p. 252 et 356.

émet l'hypothèse que quelques-unes des fibres motrices venant du faisceau pyramidal d'un côté, passent par la commissure antérieure, surtout dans la région dorsale, sans être interrompus dans leur parcours [par la présence d'une cellule ganglionnaire,' vont faire partie du faisceau pyramidal du côté opposé pour descendre avec lui dans la région lombaire. Il existerait donc pour ces fibres un double entre-croisement, l'un dans le bulbe (pyramide antérieure) et l'autre dans divers points disséminés sur toute la hauteur de la région dorsale. — Comme on le verra dans la seconde partie de ce travail j'ai souvent dans mes expériences rencontré des faits qui semblent vérifier entièrement l'hypothèse de M. Charcot, du moins pour les chiens.

Il est possible aussi qu'une partie de ces fibres suppléantes soient plus ou moins directement en rapport avec les cellules motrices de la corne antérieure du côté opposé, sans pénétrer du tout dans les cordons blancs. Les fibres que plusieurs auteurs disent s'entre-croiser dans la commissure antérieure et aller de la corne antérieure aux cordons antérieurs du côté opposé, ne sont probablement pas de nature motrice; on ne peut pourtant pas dire que cela soit impossible.

On ne peut pas non plus ne tenir aucun compte de l'opinion que l'entre-croisement n'aurait lieu qu'après que les fibres motrices des cordons antéro-latéraux se seraient mises en rapport avec les cellules motrices du même côté; cet entre-croisement se ferait de façon que ces cellules communiqueraient directement (par la commissure antérieure) avec les racines motrices du côté opposé.

En faveur de l'hypothèse que les fibres suppléantes croisées communiqueraient directement avec les cellules motrices de l'un ou l'autre côté, sans pénétrer d'abord dans les cordons blancs du côté opposé, on pourrait peut-être jusqu'à un certain point invoquer le fait que, même dans les cas où j'ai pu découvrir des fibres dégénérées dans le cordon latéral opposé, et même en admettant que ces fibres fussent de nature motrice, le nombre semblait en être trop petit pour qu'elles eussent pu suffire à rétablir la motilité dans l'extrémité postérieure de ce côté en supposant qu'on eût fait la section en sens inverse, et que ces fibres eussent, par conséquent, fonctionné comme suppléantes.

Dans les dégénérations secondaires des faisceaux pyramidaux de la moelle, on n'a trouvé que rarement, et alors en général dans des cas anciens, une dégénération des racines motrices. Ce fait, en s'élevant contre la supposition d'un passage direct des fibres motrices dans les racines antérieures, soit du même côté, soit du côté opposé, sans être interrompues par des cellules, semble prêter quelque appui à quelqu'une des hypothèses précédemment citées.

Les fibres suppléantes servaient-elles déjà avant la section à la transmission des impulsions motrices? Il semble que de la paralysie complète pendant les premiers jours (laquelle peut, il est vrai, dépendre en partie aussi d'autres causes dont il a déjà été question) et de l'amélioration lentement progressive qui s'établit ensuite, on doive conclure que si ces fibres avaient une part à la transmission, c'en était du moins une bien faible, et alors il ne serait pas impossible de supposer que l'interruption, par l'hémisection, des fibres destinées au côté opposé et non croisées encore, contribue aussi en quelque mesure à la faiblesse qu'on a remarquée quelquefois dans la jambe opposée pendant les premières heures ou les premiers jours après l'opération. — Il faut peut-être attribuer la rigidité des membres, qu'on a observées quelquefois à l'irritation de la partie périphérique des fibres motrices dans la plaie même.

Une question sur laquelle, comme nous l'avons vu, les opinions sont encore très divisées à l'heure qu'il est, c'est celle de savoir si toutes les fibres motrices passent par les cordons latéraux ou s'il y en a aussi dans les cordons antérieurs. Il pourrait être instructif à cet égard de comparer des cas d'hémisection complète avec des cas où la section n'a pas atteint les cordons antérieurs et avec d'autres où l'instrument, dépassant la ligne médiane, a passé par les cordons antérieurs du côté opposé sans pourtant trancher le cordon latéral de ce côté, ou, mieux encore, de comparer entre eux des cas de ces deux derniers genres, car alors la différence est plus marquée. Je donne ici un résumé succinct, d'abord de deux cas où le cordon antérieur a été épargné, même du côté opéré.

EXPÉRIENCE III.

Hémisection de la moelle à gauche au niveau
de la 10ᵉ vertèbre dorsale.

20 *octobre* 1883. — Chien de petite taille. On fait l'opération dans la matinée. L'après-midi, la patte postérieure gauche est complètement paralysée, la droite se meut librement.

21 *octobre*. — L'animal peut se tenir debout, et même marcher un peu, mais la patte postérieure gauche fléchit souvent. Pas de différence appréciable dans la sensibilité.

25 *octobre*. — Il marche assez bien, court et saute un peu, marche même un peu sur les pattes de derrière seules.

1 *novembre*. — Court et saute bien, mais la patte atteinte traîne et fauche un peu.

25 *novembre*. — Ce n'est qu'en observant très attentivement qu'on remarque une différence entre les pattes postérieures, et seulement dans les mouvements rapides ou en montant des escaliers.

15 *décembre*. — Il est difficile d'apercevoir une différence entre les pattes postérieures; cependant il semble que la jambe gauche traîne encore un peu dans les mouvements violents.

20 *janvier* 1884. — Même état.

16 *juin*. — Différence peu sensible; peut-être un peu d'incertitude dans la patte postérieure gauche en montant des escaliers ou quand les mouvements sont violents. L'animal est tué. Moelle mise dans le liquide de Muller.

A l'examen microscopique on voit que la section a très légèrement atteint la partie postéro-interne du cordon postérieur droit, mais laissé intact presque tout le cordon antérieur gauche. Pour les autres résultats de l'examen microscopique, voir plus loin (seconde partie).

EXPÉRIENCE IV.

Hémisection de la moelle à gauche au niveau de la 10e vertèbre dorsale en laissant intact le cordon antérieur gauche.

29 *février* 1884. — Chien de taille moyenne.

1 *mars*. — La patte postérieure droite se meut librement; la gauche paraît presque paralysée; pas de différence bien appréciable dans la sensibilité; peut-être pourtant la patte gauche est-elle plus sensible; il est difficile aussi de décider s'il y a une différence dans les réflexes tendineux.

2 *mars*. — Quand on place l'animal debout, il s'appuie bien sur la patte postérieure gauche.

3 *mars*. — En marchant il se sert déjà de la patte postérieure gauche, qui pourtant fléchit souvent.

6 *mars*. — Se sert assez bien de la jambe atteinte, mais elle fléchit encore quelquefois.

9 *mars*. — L'animal peut courir et sauter un peu, et même marcher sur les pattes de derrière seules quand on le soulève par celles de devant.

30 *mars*. — L'animal court et saute bien, mais la patte gauche traîne un peu.

30 *avril*. — On ne remarque guère de différence à la marche entre les pattes postérieures, mais les mouvements de la gauche sont encore un peu incertains dans les allures rapides et en montant des escaliers.

31 *mai*. — Peut-être encore un peu d'incertitude dans la patte postérieure gauche quand les mouvements sont violents. L'animal est tué. La moelle est mise dans le liquide de Muller.

A l'examen microscopique on voit que le cordon latéral gauche a été entièrement sectionné, et le cordon postérieur, ainsi que la substance grise adjacente, très légèrement entamé, tandis que le cordon antérieur, est resté entièrement intact.

Comme on le voit par ces cas, où le cordon antérieur était intact, l'animal peut dès le lendemain remuer la jambe du côté opéré et un peu s'appuyer sur elle; au bout d'une semaine, ou même moins, il marche passablement, et après un mois, la différence entre les deux membres postérieurs n'est perceptible qu'à un examen soigneux, et alors même à peine.

Voici maintenant, en résumé, deux cas où la section

avait atteint le cordon antérieur du côté opposé ou du moins sa partie interne :

EXPÉRIENCE V.

*Hémisection de la moelle à gauche, au niveau
de la 9ᵉ vertèbre dorsale.*

26 février 1884. — Chien de grande taille. Opéré le matin. A 7 h. du soir : paralysie totale de la patte postérieure gauche, presque totale de la droite. La patte gauche paraît la plus sensible et les réflexes tendineux y semblent exagérés. Température : patte postérieure gauche 37°, droite 33°, pattes antérieures 32° à 33°.

27 février. — L'animal peut s'appuyer un peu sur la patte postérieure droite. Température : patte postérieure gauche 37,5°, droite 29°, pattes antérieures 28°,5—29°.

28 février. — S'appuie bien sur la patte postérieure droite; la gauche toujours paralysée; sensibilité semble plus grande dans la patte postérieure gauche que dans les autres extrémités. Température : patte postérieure gauche 365°, droite 31°, pattes antérieures 33°.

3 mars. — La patte postérieure droite se meut librement, mais avec un peu d'incertitude; l'animal peut aussi s'appuyer un peu sur la patte gauche. Température : patte postérieure gauche 35°, droite 34°, pattes antérieures 33 à 34°.

5 mars. — L'animal s'appuie un peu sur la patte postérieure gauche, où la sensibilité semble la plus grande. Température : patte postérieure gauche 35°, droite 355°, pattes antérieures 34 à 35°.

8 mars. — La patte postérieure droite se meut tout-à-fait librement; l'animal se sert un peu de la patte gauche en marchant.

12 mars. — L'animal marche assez bien, mais la patte postérieure gauche fléchit très souvent. La différence de sensibilité est difficile à déterminer; peut-être pourtant est-elle plus grande dans la patte gauche.

18 mars. — L'animal peut marcher un peu sur les pattes de derrière seules.

23 mars. — Peut courir un peu.

3 avril. — L'animal court et saute assez facilement; la patte postérieure gauche montre de l'incertitude, traîne un peu et fléchit souvent. La patte postérieure gauche est peut-être un peu plus sensible que les autres, mais la différence n'est pas évidente.

20 avril. — Dans les mouvements rapides on remarque un certain traînement de la jambe postérieure gauche et un peu d'incertitude.

38

23 *juin*. — Dans les mouvements rapides, incertitude de la
jambe gauche, qui fauche un peu. L'animal est tué. Moelle mise
dans le liquide de Muller. L'examen microscopique montre que la
section n'a épargné que le cordon latéral droit et un peu de la
partie adjacente des cornes antérieure et postérieure.

EXPÉRIENCE VI.

Hémisection de la moelle à gauche au niveau
de la 10ᵉ vertèbre dorsale.

22 *novembre* 1883. — Chien de grande taille.

23 *novembre*. — Paralysie complète de la patte postérieure
gauche. L'animal s'appuie mal sur sa patte postérieure droite quand
on le place debout.

28 *novembre*. — L'animal debout peut à peine s'appuyer sur
sa patte postérieure gauche; la droite se meut librement.

3 *décembre*. — L'animal s'appuie bien sur sa patte postérieure
gauche, mais ne peut pas encore s'en servir en marchant.

14 *décembre*. — Se sert un peu en marchant de sa patte postérieure gauche, qui pourtant traîne visiblement et fléchit souvent.

28 *décembre*. — Peut imparfaitement courir et sauter, mais la
patte gauche traîne, et fléchit souvent.

15 *janvier* 1884. — Patte postérieure gauche encore très incertaine.

20 *mars*. — État à peu près le même.

25 *avril*. — A la marche et surtout aux allures rapides, la
patte postérieure gauche traîne encore un peu et fauche. L'animal
est tué. La moelle est mise dans le liquide de Muller.

A l'examen microscopique on voit que la section a un peu dépassé
la ligne médiane et a touché la partie interne de cordon antérieur
et un peu aussi le cordon postérieur. Pour les autres résultats de
l'examen microscopique, voir plus loin (seconde partie).

La différence entre les cas de ces deux derniers groupes
est évidente : à une époque où les animaux du premier groupe
marchent déjà très bien, ceux du second peuvent à peine
s'appuyer sur la jambe du côté opéré. Les cas où l'hémisection était parfaite forment un moyen terme entre ceux
des deux autres groupes. Il n'y a guère d'autre moyen d'expliquer ces différences que de supposer, non seulement dans
les cordons latéraux, mais aussi dans les cordons antérieurs,

sinon toujours, du moins ordinairement, l'existence de fibres motrices longues, maintenant la continuité entre le cerveau et les nerfs périphériques; les faits anatomo-pathologiques parlent également en faveur de cette opinion, comme nous le verrons plus loin. On convient en effet assez généralement aujourd'hui en physiologie expérimentale, que la transmission des incitations motrices volontaires se fait exclusivement par la voie des faisceaux blancs (antéro-latéraux).

Ainsi donc, c'est dans les cas où les cordons antérieurs sont conservés, même du côté opéré, que le rétablissement est le plus rapide, grâce à des fibres motrices passant dans ces cordons, et sans doute aussi à des fibres entre-croisées, venant de l'autre moitié de la moelle et qui suppléent les fibres motrices interrompues dans le cordon latéral du côté opéré.

Le fait que le rétablissement le plus lent a lieu dans les cas où le cordon antérieur du côté opposé est coupé sans que le cordon latéral soit touché, semble montrer que les fibres entre-croisées suppléantes sont contenues en partie aussi dans le cordon antérieur[1], parce que ainsi la lenteur et l'imperfection de la restitution résultent naturellement du petit nombre de fibres entre-croisées qui doivent se charger du fonctionnement des fibres perdues. Mais pour que cette explication des faits soit absolument valable, il faut supposer que l'entre-croisement des fibres motrices destinées aux membres postérieurs aura lieu, au moins pour la plus grande partie d'entre elles, en arrière de la section, sans quoi les fibres croisées suppléantes pourraient être coupées pendant leur passage par la commissure antérieure (ou par la substance grise), et la section de celle-ci expliquerait ainsi, au moins en partie, le ralentissement du rétablissement dans les cas où la section dépasse la ligne médiane. Mais il n'y a guère lieu de

---

1. Comparez avec le «gekreuzte Vorderstrang-Seitenstrangbahn» de SCHWALBE : *Lehrbuch der Neurologie.* Erste Lieferung. p. 369. Erlangen. 1880.

supposer que ces fibres fassent un long trajet dans cette région avant de s'entre-croiser; déjà la structure histologique de la commissure antérieure parle contre une telle opinion. Nous avons aussi une preuve directe et incontestable que cet entre-croisement s'opère, au moins en partie, en arrière de la lésion, dans le fait, que j'ai le premier constaté, que l'on peut quelquefois après une hémisection, constater que le cordon latéral du côté opposé est altéré aussi, bien qu'à un degré extrêmement faible, et cela à 1 centim. au moins en arrière de la section, distance où il n'y a plus de trace de la dégénération traumatique, comme nous le verrons plus loin.

Le fait qu'une hémisection, parfaite ou à peu près, pratiquée dans la région de la 4e vertèbre cervicale, abolit d'abord complètement la motilité du membre antérieur, tandis que l'abolition de la motilité du membre postérieur du même côté n'est pas aussi complète que dans la patte antérieure, ni que dans la patte postérieure après une section de même étendue de la moelle dorsale, ce fait, disons-nous, parle contre l'opinion de M. Kusmin, déjà citée, que les fibres motrices suppléantes destinées aux extrémités postérieures ne passent dans l'autre moitié de la moelle que vers l'origine des nerfs de ces extrémités. Ce même fait au contraire serait plus favorable à l'opinion de M. Vulpian que les incitations motrices destinées au membre supérieur (antérieur) du côté opéré passent presque toutes par l'entre-croisement des pyramides; celles qui se décussent au dessous de cet entre-croisement (et à plus forte raison au-dessous d'une lésion dans la région de la 4e vertèbre cervicale) et peuvent ainsi encore arriver aux nerfs de ce membre, sont trop peu nombreuses pour empêcher (au moins au commencement) la paralysie d'être complète. Tandis qu'un assez bon nombre de fibres nerveuses, venant de l'encéphale et destinées à porter aux nerfs moteurs du membre inférieur les incitations motrices volontaires, échappent à l'entre-croisement des pyramides et ne subissent de décussation que dans la commissure antérieure, dans presque toute la longueur de la moelle. Ainsi ces fibres, au niveau de la lésion cervicale, sont donc encore contenues, dans l'autre moitié de la moelle, en un nombre plus grand qu'après une hémisection dorsale; elles ont donc conservé leurs aptitudes fonctionnelles et peuvent transmettre aux nerfs du membre inférieur (postérieur) du côté opéré les incitations volontaires. — Voici un exemple d'une hémisection dans la région cervicale.

EXPÉRIENCE VII.

Hémisection de la moelle à gauche, au niveau
de la 4e vertèbre cervicale.

15 *décembre* 1883. — Chien de taille moyenne.

16 *décembre*. — Grande faiblesse. Quand on essaie de le placer debout, l'animal semble pouvoir s'appuyer un peu sur ses pattes du côté droit.

17 *décembre*. — Quand on le place debout, l'animal s'appuie assez bien sur ses pattes du côté droit, un peu aussi, mais très peu, sur la patte postérieure gauche.

18 *décembre*. — L'animal paraît encore très faible. Il s'appuie bien sur ses pattes du côté droit, un peu aussi sur la patte postérieure gauche; la patte antérieure gauche ne porte pas du tout. Pas de différence notable de sensibilité (peut-être est-elle un peu plus grande du côté gauche).

20 *décembre*. — Il peut marcher un peu en s'aidant de sa patte postérieure gauche, qui pourtant fléchit souvent; la patte antérieure gauche pend inerte.

25 *décembre*. — En marchant, l'animal peut s'appuyer un peu sur sa patte antérieure gauche. La plaie est entièrement guérie.

2 *janvier* 1884. — L'animal se sert déjà mieux de sa patte antérieure gauche, qui pourtant fléchit souvent. La patte postérieure gauche se meut assez librement. Il marche, mais mal, sur les pattes de derrière seules quand on le soulève par celles de devant.

10 *janvier*. — L'animal se sert assez bien de sa patte postérieure gauche, mais avec beaucoup d'incertitude de sa patte antérieure gauche; il ne peut pas du tout marcher sur les pattes antérieures seules, mais assez bien sur celles de derrière.

19 *janvier*. —. L'animal peut courir et sauter un peu, et marcher, bien qu'imparfaitement, sur ses pattes de devant seules.

42

1 *février*. — A la marche, mais surtout aux allures rapides, on remarque de l'incertitude et un certain traînement des membres du côté gauche, mais bien plus prononcés dans la patte antérieure.

25 *février*. — A un examen attentif on remarque, quand les mouvements sont violents, une certaine incertitude du côté gauche, surtout de la patte antérieure, qui fauche aussi un peu.

10 *avril*. — On n'aperçoit presque plus rien d'anormal dans les mouvements de la patte postérieure gauche, mais l'antérieure traîne et hésite encore, surtout quand le mouvement est violent.

12 *juin*. — Encore de l'incertitude dans la patte antérieure gauche; difficile de rien remarquer dans la postérieure. On tue l'animal. Moelle mise dans le liquide de Muller.

L'examen microscopique montre que la section a un peu dépassé la ligne médiane, de façon que la partie la plus interne des cordons antérieur et postérieur du côté droit a été entamée.

Mais ce qui montre le mieux que l'entre-croisement des fibres a lieu aussi dans d'autres régions qu'à l'origine des nerfs, c'est le fait cité tout à l'heure qu'après hémisection il peut y avoir aussi une altération du cordon latéral du côté opposé à un centimètre en tout cas, sinon moins, en arrière de la lésion dans la région de la 10ᵉ vertèbre dorsale.

Mes expériences semblent fournir un exemple plus direct que les précédents en faveur de la nature motrice des cordons antérieurs. C'est un cas où la section n'avait épargné qu'environ la moitié antérieure des cordons antérieurs et les parties correspondantes des cordons latéraux, et où pourtant au bout de quelque temps un certain degré de motilité s'est rétablie dans les membres postérieurs, comme on le verra par la relation suivante :

EXPÉRIENCE VIII.

Section de la moelle au niveau de la 9ᵉ vertèbre dorsale, sans toucher la partie antérieure des cordons antérieurs.

29 *mars* 1884.

30 *mars*. — Paralysie complète des deux extrémités postérieures; la sensibilité y paraît presque disparue; réflexes exagérés.

3 *avril*. — Paralysie presque complète; sensibilité à peu près nulle.

20 *avril*. — L'animal peut un peu s'appuyer sur ses membres postérieurs quand on le place debout.

2 *mai*. — S'appuie assez bien sur ses pattes de derrière, mais ne peut pas marcher.

20 *mai*. — L'animal essaie de marcher, mais son arrière-train tombe bientôt d'un côté ou de l'autre.

12 *juin*. — Il peut marcher un peu en s'aidant de ses pattes postérieures; son arrière-train tombe pourtant encore quelquefois d'un côté ou de l'autre. On le tue. La moelle est mise dans le liquide de Muller.

A l'examen microscopique, on voit que la section a épargné à peine la moitié antérieure des cordons antérieurs et les parties adjacentes des cordons latéraux.

Les différences dans le degré de la sensibilité sont, je l'ai déjà dit, difficiles à observer, à moins d'être très marquées. En général je n'ai pas, après une hémisection dorsale, constaté une diminution ou une exagération bien prononcées de la sensibilité des membres postérieurs en comparaison des membres antérieurs, sauf les premières heures après l'opération, où la sensibilité peut être affaiblie; je n'ai pas non plus observé une différence bien évidente sous ce rapport entre les deux membres postérieurs, ni une hyperesthésie indubitable du côté opéré : pourtant il m'a semblé voir quelquefois, les premiers temps après l'opération, une légère exagération de la sensibilité du membre postérieur de ce côté. Surtout quand la section dépassait la ligne médiane, cette différence de sensibilité entre les deux côtés paraissait quelquefois plus prononcée. La section ou la destruction des faisceaux postérieurs ne semble pas empêcher, ni même influencer d'une manière incontestable, la transmission des impressions sensitives; en effet, il m'est arrivé quelquefois de couper tout le cordon postérieur du côté opposé, et par conséquent de trancher aussi une grande partie de la substance grise, sans que j'aie pu observer une différence certaine, quant à cette transmission, entre ces cas et ceux où je n'avais fait qu'une hémisection; cela semblerait parler en faveur de l'opinion que les cordons latéraux jouent un rôle, sinon exclusif, du moins prépondérant, comme voie conductrice de la sensibilité, et que ces cordons contiennent des fibres sensitives conduisant à l'un et à l'autre côté.

Dans quelques cas j'ai noté la température des membres après hémisection dorsale. Comme d'autres expérimentateurs, j'ai constaté une élévation de celle-ci dans le membre postérieur du côté opéré en comparaison de celle des autres membres, la différence pouvant aller jusqu'à 10° entre les orteils et durant quelques jours pour disparaître ensuite peu à peu. En supposant que les nerfs vasomoteurs sont contenus, au moins pour la plupart, et sans être croisés, dans le cordon latéral, on pourrait expliquer cette élévation de la température par une paralysie des nerfs vaso-constricteurs ou peut-être par une irritation, soit directe, soit réflexe des nerfs vaso-dilatateurs, d'où suivrait la dilatation des vaisseaux et l'afflux du sang.

Je n'ai pas, après hémisection parfaite ou approximative de la moelle dorsale, pu constater de différence bien marquée entre les membres postérieurs pour ce qui concerne les réflexes tendineux. Pourtant il m'a semblé souvent voir une exagération de ces réflexes du membre du côté opéré et des deux membres postérieurs dans des cas où la section avait traversé presque toute la moelle.

Altérations histologiques après hémisections
de la moelle épinière.

Dans les faits histologiques il faut, comme M. Schiefferdecker le premier l'a fait remarquer, distinguer l'inflammation
ou dégénération traumatique («traumatische Degeneration»),
qui s'étend sur ¹/₂ à 1 cm. des deux côtés de la plaie, et la
dégénération secondaire proprement dite. C'est environ une
semaine après l'opération que la première est la plus prononcée (voir l'expérience N° XIII). A ce moment on voit, dans
la plaie même formée par l'instrument et qui semble s'être
déjà un peu cicatrisée, surtout des noyaux, des globules
rouges, et une quantité de débris et fragments des tubes
nerveux détruits contribuant à former une masse finement
grenue, contenue dans un réseau fibrillaire. Immédiatement
des deux côtés de la plaie, j'ai trouvé les faits reconnus par
tous les auteurs : beaucoup de lacunes, de forme et de
grosseur variables, contenant quelquefois des blocs vitreux,
blancs, un peu luisants et qui ne se colorent pas bien par
les réactifs ordinaires (bleu d'aniline, picrocarminate, etc.),
et encore, pour les cylindres-axes, disparition des uns, gonflement
diffus des autres, augmentation des noyaux, quelques globules
rouges, les vaisseaux capillaires, spécialement dans la substance
grise, souvent dilatés et très remplis de corpuscules du sang;
parfois, surtout quand la section avait dépassé la ligne médiane,
j'ai trouvé aussi le canal central très dilaté sur une étendue

46

d'un à deux centimètres des deux côtés de la plaie et alors
le plus souvent rempli de sang, ainsi que quelquefois aussi
en partie le tissu environnant. En outre j'ai rencontré, dans
les coupes transversales, des masses généralement rondes,
presque homogènes, un peu jaunâtres, de grosseur différente,
atteignant jusqu'à 40 μ et plus en diamètre, quelquefois
entourées d'une zone incolore, homogène ou un peu fibrilleuse.
Ces masses rappellent, à en juger par ses descriptions et ses
dessins, celles que M. Kahler[1] a observées à la compression
de la moelle expérimentalement provoquée chez les chiens,
et aussi ces renflements bien circonscrits (« kolbige Auftrei-
bungen ») des cylindres-axes que M. Kusmin[2] cite parmi les
altérations traumatiques après sections transversales de la
moelle. Dans les coupes longitudinales, ces masses avaient
pour la plupart une forme plus ou moins ovale; elle étaient
orientées dans le sens de la longueur de la moelle, avec
souvent un prolongement distinct, rarement deux, un à chaque
extrémité. Au bleu d'aniline et au picrocarminate, par exemple,
elles se colorent comme les cylindres-axes, et alors on peut
souvent voir nettement leurs prolongements se continuer dans
un cylindre-axe, qui bientôt reprend sa grosseur normale
pour être quelquefois ensuite, après un court trajet, inter-
rompu, une ou plusieurs fois, par une masse semblable; il
arrive qu'on peut les voir ainsi disposées en chapelet. (Voir
la figure N° 4, dessinée d'après une préparation par le bleu
d'aniline d'une coupe longitudinale de la région de la plaie
dans la moelle d'un chien, qui avait vécu sept jours après
une hémisection. Zeiss C, Oc. 2, 145 diamètres.) Une coloration par la purpurine montre les noyaux bien colorés tandis

1. KAHLER : Ueber die Veränderungen. welche sich im Rückenmarke in Folge einer geringgradigen Compression entwickeln. Nebst
einem die secundäre Degeneration im Rückenmarke des Hundes betref-
fenden Anhang. *Zeitschrift für Heilkunde*. Bd. III. 1882.

2. KUSMIN : Mikroskopische Untersuchung der secundären Degeneration des Rückenmarkes. *Medizinische Jahrbücher*. Wien. 1882.

que les cylindres-axes et ces masses sont d'une teinte beaucoup plus faible, mais de la même nuance. Quelquefois, en dehors des parties sectionnées, dans la région de la moitié saine la plus voisine de la section, j'ai pu observer de ces masses, isolées, plus petites et se présentant plutôt sous l'aspect d'un simple gonflement du cylindre-axe.

A mesure qu'on s'éloigne de la plaie, les masses colorables deviennent plus petites. et plus rares, et toutes les autres altérations diminuent aussi peu à peu; on peut les suivre quelquefois pendant près d'un centimètre des deux côtés, peut-être un peu plus en bas qu'en haut. En général les cordons postérieurs m'ont paru les moins altérés, ils offrent en particulier moins de lacunes, comme M. Schiefferdecker l'a déjà fait remarquer; cela tient peut-être à ce que les fibres nerveuses y sont plus ténues.

Chez des animaux qui n'ont vécu que deux ou trois jours après l'opération, on trouve déjà un commencement de dégénération traumatique des deux côtés de la plaie, à savoir : des noyaux en petit nombre, des lacunes, des cylindres-axes gonflés et aussi de ces masses colorables dont nous avons parlé plus haut, plus petites pourtant et moins nombreuses, mais beaucoup de globules rouges du sang. Dans la plaie même on ne trouve que des globules rouges, de petites cellules rondes et des fragments et débris de tubes nerveux. Dans des cas de deux à trois semaines, même plus tôt (voir figure 4), j'ai rencontré souvent, dans des préparations colorées, des points incolores, comme des vacuoles, dans l'intérieur des masses citées plus haut et qui sont quelquefois un peu granuleuses.

Les cas d'un à deux mois offrent un tableau tout différent : peu ou point de globules rouges, un certain nombre de noyaux, et des lacunes des deux côtés de la plaie, peu de cylindres-axes gonflés; les masses rondes ou ovales colorables semblent être moins nombreuses et plus petites que dans les cas d'une à deux semaines; elles sont souvent un peu plus grenues et contiennent des vacuoles. A ce moment la plaie est complètement cicatrisée; elle est remplie d'un tissu fibrillaire contenant beaucoup de noyaux ronds et fusiformes; ce tissu a, au moins en grande partie, une direction transversale et semble pénétrer dans la plaie par le bord extérieur, presque comme une continuation des méninges.

Les cas de six à sept mois n'offrent presque plus les altérations ci-dessus décrites; çà et là pourtant on peut encore rencontrer dans les environs de la plaie, complètement cicatrisée, des lacunes et quelques masses colorables, mais petites. La neuroglie semble un peu épaissie, ce qu'on peut du reste constater plus tôt, la substance grise avoisinante est atrophiée et les cellules ganglionnaires souvent atrophiées ou disparues. Mais ici prédomine la dégénération secondaire, qui offre quelque ressemblance avec la dégénération traumatique et, dans les cas récents, se confond avec elle.

Les cylindres-axes des parties contiguës à la plaie sont toujours interrompus à une distance plus ou moins grande de la cicatrice. Même dans des cas de huit à neuf mois je n'ai pu constater aucune trace de régénération des fibres nerveuses; tous les expérimentateurs sont arrivés au même résultat négatif, au moins pour les mammifères. Seuls MM. Dentan et Eichhorst, dans leurs travaux faits sous la direction de M. Naunyn, sont arrivés à un résultat opposé; mais l'inexactitude de leurs conclusions a déjà été irréfutablement démontrée par M. Schiefferdecker[1].

On peut conclure de ce qui précède que les masses colorables sont le produit des cylindres-axes altérés, ce qui ressort aussi des nombreux stades intermédiaires que l'on peut constater entre eux et les simples gonflements des cylindres-axes; leur formation est provoquée sans doute par la dégénération, ou mieux l'inflammation, traumatique, soit par suite de l'action de la lymphe sur les tubes interrompus dans leur trajet et ainsi altérés dans leur nutrition, comme M. Kahler l'a avancé hypothétiquement pour des masses semblables pro-

1. L. c.

venues à la suite de la compression artificielle de la moelle [1], soit par toute autre cause. La section en elle-même ne peut pas les produire : cela ressort avec évidence d'un cas où j'ai tué l'animal immédiatement après l'opération et où l'examen a donné un résultat absolument négatif quant à ces produits : seulement les bouts libres des cylindres-axes dans la plaie même étaient un peu gonflés. Pour voir si peut-être les procédés de durcissement pouvaient être pour quelque chose dans cette production, j'ai coupé quelques morceaux de la moelle de ce même animal tout de suite après la mort et d'un autre au moment de le tuer; j'ai mis ces fragments dans différents liquides de durcissement : liquide de Müller, solution d'acide chromique, bichromate d'ammoniaque, alcool; l'examen microscopique n'a révélé aucune trace de ces altérations des cylindres-axes.

En dehors des effets directs de l'interruption des fibres conductrices par la section, on pourrait peut-être considérer les altérations des cylindres-axes, constatées quelquefois dans les parties non sectionnées contiguës à la plaie, comme étant en partie l'expression anatomique de la commotion et des troubles fonctionnels des premiers jours. La rigidité des membres que l'on constate quelquefois les premiers jours après l'opération pourrait peut-être aussi être mise en connexion avec le commencement de la dégénération traumatique.

L. Türck a le premier, comme on sait, étudié de près le processus de la dégénération secondaire. La description qu'il a donnée de la localisation dans les différents faisceaux de la moelle des altérations consécutives à diverses lésions cérébrales et aussi à certaines destructions partielles du tissu

1. Comparez aussi Rumpf : Ueber die Einwirkung der Lymphe auf die Centralorgane. *Archiv für Physiologie* von Pflüger. Bd. XXVI. 1881.

même de la moelle (le plus souvent par le mal de Pott), cette description est si complète, que ses successeurs n'ont presque rien eu d'essentiel à y corriger ou à y ajouter. Ainsi l'étude de la dégénération secondaire l'amène à decrire les deux faisceaux pyramidaux, qu'il appelle « *Pyramiden-Seiten-strangbahn* » et « *Hülsen-Vorderstrangbahn* ». — Il a montré comme quoi la dégénération ascendante consécutive à une lésion de la moelle n'existe pas seulement dans les cordons postérieurs, mais aussi dans les cordons latéraux. Il a aussi reconnu que la dégénération est le plus étendue des deux côtés de la lésion, pour diminuer à mesure qu'on s'éloigne d'elle. Türck considère la dégénération secondaire comme résultant de l'inertie fonctionnelle, et fixe le temps nécessaire à son évolution à six mois dans sa première publication[1], mais deux ans plus tard[2] il décrit un cas où il l'a constatée déjà au bout de cinq à six semaines. — Étant donné les méthodes encore très primitives que Türck avait à sa disposition pour l'examen microscopique, on ne peut pas s'étonner que les détails histologiques qu'il donne soient très insuffisants : il s'est borné, en effet, à un examen à l'état frais. Il indique seulement la présence dans le tissu malade d'un grand nombre de corps granuleux et de granulations moléculaires libres, et attribue leur formation à un exsudat anormal qui se transformerait ainsi sur place.

Entre les travaux sur ce sujet d'une date postérieure, sans parler des communications isolées de MM. Leyden, Vulpian, Charcot, Cornil, etc., il faut citer en première ligne le travail de M. Bouchard[3]. Il a consacré une étude soigneuse à cette question et est arrivé à des conclusions importantes

---

1. TUERCK : Ueber secundäre Erkrankung einzelner Rückenmarksstränge und ihrer Fortsetzungen zum Gehirne. *Sitzungsber. der Wiener Acad. Mathem.-naturwissensch. Classe.* Bd. VI. 1851.

2. TUERCK : *Sitzungsberichte der Wiener Acad. Mathem.-naturwissenschaftlichen Classe.* Bd. XI. 1853.

3. BOUCHARD : Des dégénérations secondaires de la moelle épinière. *Archives générales de médecine.* 1866. N° 3, 4, 5.

sur la structure et la conductibilité physiologique de la moelle. Ses conclusions sont basées sur l'observation d'un grand nombre de cas de dégénération secondaire recueillis dans les hôpitaux de Paris et provenant soit de lésions cérébrales, soit de lésions de la moelle, soit enfin d'altérations des racines postérieures. Elles sont pleinement confirmatives des idées de Türck quant au siège de l'altération. Ainsi, comme Türck, il admet dans les cas provenant d'une lésion cérébrale deux voies conductrices dans la moelle : celle qui se trouve à la partie postérieure du cordon latéral opposé à la lésion, et qui se poursuit jusqu'à l'extrémité inférieure de la moelle, il l'appelle *faisceau encéphalique croisé* ou *externe* (répondant au Pyramiden-Seitenstrangbahn de Türck), et l'autre, dans la partie interne du cordon antérieur du même côté et dont les fibres ne vont pas plus loin que le milieu de la région dorsale : *faisceau encéphalique direct* ou *interne* (Hülsen-Vorderstrangbahn de Türck). Ce faisceau n'est pas fréquent.

M. Bouchard admet également, à la suite de lésions de la moelle, deux faisceaux qui dégénèrent dans la direction ascendante : l'un, peu intense, dans la partie postérieure des cordons latéraux, n'est pas noté dans toutes les observations; il n'existe, en effet, que si la lésion est située suffisamment haut dans la moelle. L'autre faisceau dégénéré, dans les cordons postérieurs, qui pouvait occuper toute la surface de section au dessus du point lésé, se rétrécissait graduellement à mesure qu'on se rapprochait du bulbe et laissait à la partie externe le tissu médullaire parfaitement sain, est constitué d'après lui en partie des fibres venant directement des racines postérieures *(fibres radicales ascendantes)*, en partie aussi des fibres qui naissent dans la substance grise de la moelle et dont quelques-unes s'étendent du renflement lombaire jusqu'au plancher du quatrième ventricule. Il les appelle *fibres commissurales postérieures.* — Il a montré qu'outre les faisceaux qui, aussi après une lésion cérébrale,

52

dégénèrent dans une direction centrifuge, il y a dans les cordons antéro-latéraux, après lésion de la moelle, un nombre de tubes qui dégénèrent dans la direction descendante et qui n'établissent des relations qu'entre différents étages de la substance grise. Ces fibres, propres à la moelle, il les appelle *fibres commissurales longues* et *courtes,* selon la durée de leur trajet dans les cordons blancs. Les fibres commissurales courtes seraient dans les cordons antérieurs et dans la partie antérieure des cordons latéraux, les fibres commissurales longues, dans la partie postérieure de ces mêmes cordons.

M. Bouchard, se basant sur les expériences de Waller sur les dégénérations des nerfs après qu'ils ont été sectionnés ou que leurs racines postérieures ont été coupées entre les ganglions spinaux et la moelle, s'appuyant aussi sur les résultats négatifs des amputations pour ce qui concerne la moelle, a combattu l'opinion que l'inertie fonctionnelle serait la cause de la dégénération secondaire; il nie aussi qu'une inflammation primitive dans la névroglie joue aucun rôle dans la production de cette dégénération. Conformément aux conclusions de Waller, M. Bouchard admet que la cause de la dégénération secondaire et ce qui détermine en quel sens elle aura lieu, par exemple après une lésion de la moelle, serait la séparation des fibres et ainsi la suppression de l'action de leurs « *cellules* ou *centres trophiques* » dans la substance grise, soit dans le cerveau, soit dans la moelle, soit dans les ganglions des racines postérieures.

Cette dégénération se développerait très rapidement et presque en même temps dans toute l'étendue de la moelle.

En résumé, il caractérise comme suit la nature du processus morbide [1] : l'apparence athéromateuse des capillaires et la formation des corps granuleux dans le tissu qui se dégénère; l'altération puis la disparition d'un nombre plus ou

1. L. c. p. 283.

moins grand de tubes nerveux; la formation d'un tissu conjonctif qui se substitue aux tubes.

Les publications subséquentes de MM. Barth[1], Westphal[2], Müller[3], Schüppel[4], ont plutôt le caractère de communications isolées et ne font pas faire à la question un pas décisif, jusqu'à ce que M. Westphal la fasse entrer dans une ère nouvelle de développement en provoquant expérimentalement la dégénération secondaire chez les animaux[5]. Il causa une lésion dans la moelle de plusieurs chiens en la perçant au moyen d'une vrille (il s'est servi aussi d'un trépan pour ouvrir le rachis). Il rapporte deux de ces cas. Au bout de deux à trois mois, les chiens furent tués et la dégénération secondaire constatée. On vit alors, contrairement aux cas précédemment décrits, que la dégénération des cordons postérieurs s'étendait encore à une certaine distance au-dessous de la lésion et celle des cordons antérieurs au-dessus. Ici, comme dans son travail précédent, M. Westphal paraît avoir fait ses dessins d'après la moelle vue à l'oeil nu ou à la loupe, aidé par la coloration jaune-clair que prennent les parties dégénérées après durcissement dans l'acide chromique. Une

---

1. BARTH : Ueber secundäre Degeneration des Rückenmarkes. *Archiv der Heilkunde*. 1869.

2. WESTPHAL : Ueber ein eigenthümliches Verhalten der secundären Degeneration des Rückenmarkes. *Archiv für Psychiatrie und Nervenkrankheiten*. Bd. II. 1870. Dans cet article, M. Westphal relate deux cas de dégénération secondaire consécutives à une compression de la moelle, et dans lesquels il a observé des foyers circonscrits de dégénération en dehors des voies ordinaires de la dégénération secondaire. Des foyers semblables ont été décrits depuis par plusieurs auteurs.

3. MUELLER : *Beiträge zur Pathologischen Anatomie und Physiologie des Rückenmarkes*. Leipzig. 1871.

4. SCHUEPPEL : « Ein Fall von Allgemeiner Anästhesie ». *Archiv der Heilkunde*. 1874.

5. WESTPHAL : Ueber künstlich erzeugte secundäre Degeneration einzelner Rückenmarksstränge. *Archiv für Psychiatrie und Nervenkrankheiten*. Bd. II. 1870.

méthode aussi incomplète offrait bien des chances d'erreurs[1]. Ce n'est guère qu'ainsi qu'on peut s'expliquer l'opinion émise par M. Westphal[2] que la dégénération secondaire ne serait pas causée en général par l'interruption de certaines voies conductrices déterminées, mais par un processus inflammatoire se propageant de proche en proche le long du tissu conjonctif.

La même année, M. Vulpian[3] aussi annonce qu'il a réussi à provoquer chez des chiens, des lapins et des cobayes, une dégénération secondaire consécutive à une lésion de la moelle, ce qu'il avait essayé sans succès avec M. Philipeaux un an auparavant[4].

Mais c'est M. Schiefferdecker[5] qui le premier a soigneusement étudié expérimentalement la dégénération secondaire, c'est-à-dire spécialement sa localisation dans la moelle. Il se servit pour son étude des moelles d'un grand nombre de chiens que M. Goltz, pour des observations physiologiques, avait sectionnées, la plupart dans la région entre la 10e vertèbre dorsale et la 1re lombaire, et pour deux cas dans la partie supérieure de la moelle dorsale. M. Schiefferdecker a déterminé très exactement les faisceaux qui dégénèrent au-dessus et au-dessous de la lésion, et il a tiré de ses observations des conclusions importantes sur la structure de la moelle. En somme il a trouvé une concordance parfaite avec les

1. Ainsi, par exemple, la partie colorée en jaune-clair (cette coloration étant causée par l'épaississement de la névroglie) est en général plus étendue que la partie vraiment dégénérée. De plus, les différences presque imperceptibles des nuances rendent impossible de constater par cette méthode (même dans une période avancée de la dégénération secondaire) de petites altérations, comme par exemple, la destruction de fibres disséminées. Cette méthode ne permet pas non plus de distinguer entre la dégénération traumatique et la dégénération secondaire.

2. *Virchow's Archiv.* Bd. 40. p. 279. (1867.) — *Archiv für Psychiatrie und Nervenkrankheiten.* Bd. II. p. 387.

3. Vulpian : *Archives de physiologie normale et pathologique.* 1870.

4. *Archives de physiologie norm. et path.* 1869.

5. L. c.

voies que MM. Türck, Bouchard, etc. avaient déterminées chez l'homme. Il est aussi le premier qui ait attiré l'attention sur la distinction entre la dégénération traumatique et la dégénération secondaire proprement dite. Il a constaté les premiers signes de dégénération chez les chien-adultes au bout de quinze jours environ. Sans entrer dans les détails histologiques, il dit que dans cas de quinze jours les cordons postérieurs ont une coloration anormale au-dessus de la lésion, c. à. d. que la myéline des fibres nerveuses (qui autrement ne se colore pas par le bleu d'aniline) offre une coloration bleuâtre et qu'on distingue à peine le cylindre-axe, si coloré à l'état normal; il en est de même dans les faisceaux cérébelleux des cordons latéraux; au-dessous de la cicatrice il a trouvé le processus un peu plus avancé à cette époque. Mais, d'après M. Schiefferdecker, la dégénération diminue rapidement dans les deux directions, surtout au-dessous de la lésion; ainsi le changement de coloration est déjà moins marqué dans l'intervalle d'une racine nerveuse à une autre plus haut; cette différence est encore plus notable au-dessous de la lésion. Ce n'est qu'au bout de quatre à cinq semaines que M. Schiefferdecker juge l'image typique complète : à ce moment on peut suivre la dégénération, d'une part jusqu'au bulbe, de l'autre jusqu'à l'extrémité de la moelle lombaire; partout il manque des tubes nerveux, comme s'ils eussent été tirés hors de la névroglie. C'est ce moment et jusqu'à sept, au plus huit semaines, qu'il juge le plus favorable pour étudier les circonstances topographiques : après la huitième semaine, des altérations du tissu conjonctif commencent à troubler l'image. On voit d'abord la névroglie s'épaissir un peu et, par suite, les places laissées vides par les nerfs détruits se rétrécir; même à l'oeil nu, les parties colorées au bleu d'aniline paraissent plus foncées qu'auparavant; puis le processus continue lentement, les vides disparaissent peu à peu, jusqu'à ce qu'enfin le tissu se resserre comme dans une cicatrice.

Pour expliquer la dégénération secondaire en général et le fait qu'elle est limitée à certains faisceaux dans la moelle, M. Schiefferdecker admet que les fibres nerveuses ont une propriété conductrice ou incitative spécifique, et qu'une partie d'entre elles ne conduisent que dans une direction *(fibres conductrices)*, d'autres dans les deux directions *(fibres commissurales)*, mais que les unes et les autres sont en communication avec des cellules nerveuses à leurs deux extrémités. Les premières seules pourraient être le siège de la dégénération secondaire, et seulement dans le sens où elles conduisent ; encore ne dégénéreraient-elles que lorsqu'elles seraient séparées de celle des cellules de leurs extrémités d'où part l'incitation; cependant il ne paraît pas vouloir reconnaître à ces cellules une action trophique spécifique mais seulement une influence fonctionnelle.

C'est de la même période que datent les travaux si remarquables de M. Flechsig [1]. Lui aussi a indiqué très exactement les trajets de la dégénération secondaire chez l'homme, et a montré que la dégénération secondaire consécutive à des lésions en foyers du cerveau est strictement limitée aux voies auxquelles, se fondant sur l'ordre d'évolution embryologique lors de la formation de la myéline, il a donné les noms de *faisceaux pyramidaux* des cordons antérieurs et latéraux.

M. Singer [2] diffère en quelques points de M. Schiefferdecker sur la topographie, surtout de la dégénération descendante consécutive à une section de la moelle au niveau de la 12e vertèbre dorsale. Ainsi il n'a pas constaté, comme M. Schiefferdecker, une distinction bien tranchée entre les faisceaux pyramidaux dans les cordons antéro-latéraux, et les

1. FLECHSIG : *Die Leitungsbahnen im Gehirn und Rückenmark.* Leipzig. 1876. — Ueber « Systemerkrankungen » im Rückenmark. *Archiv der Heilkunde.* Leipzig. 1877. 1878.

2. SINGER : Ueber secundäre Degeneration im Rückenmarke des Hundes. *Sitzungsberichte der Wiener Acad. Mathem.-naturwissensch. Classe.* Bd. LXXXIV. 1881.

autres fibres de ces cordons. M. Singer trouva au-dessous de la lésion dans les cordons antéro-latéraux des fibres dégénérées éparses qui, vu leur distribution, n'ont rien de commun avec les faisceaux pyramidaux. Cette dégénération diffuse ne devient un peu plus compacte que dans l'angle antérieur adjacent au sillon médian. Il nie ensuite complètement la présence de fibres motrices dans les cordons antérieurs, parce qu'après *extirpation de la zone psychomotrice* chez les chiens, il a trouvé dans les cordons latéraux une dégénération correspondant à celle qu'on constate chez l'homme, mais il n'a rien trouvé dans les cordons antérieurs.

M. Singer n'a pas étudié de près les altérations histologiques. Il croit que la dégénération a pour origine une altération graisseuse de la myéline. Il donne douze jours comme le temps le plus court où il ait trouvé les cordons de Goll et les faisceaux cérébelleux atteints jusqu'au bulbe. Le processus cependant n'atteint son plein développement que dans la cinquième semaine après l'opération. Sur la question de savoir si le développement du processus est instantané ou successif, M. Singer paraît tenir une opinion intermédiaire entre MM. Bouchard et Schiefferdecker. L'altération morphologique des nerfs, dit-il, a lieu progressivement, de point en point, mais les expériences faites nous montrent comme probable qu'une fois commencée, cette altération s'étend très rapidement à tout le faisceau.

Dans un travail publié au printemps de 1882[1], j'ai le premier émis l'opinion que ce n'est pas, comme on le croyait généralement, dans la myéline qu'on peut trouver les premières altérations, mais dans les cylindres-axes, et que ceux-ci sont par conséquent le point de départ de la dégénération

1. HOMÉN : « Ueber secundäre Degeneration im verlängerten Mark und Rückenmark ». *Virchow's Archiv.* Bd. 88. H. 1. Ce travail est basé sur huit cas de dégénération secondaire chez l'homme, recueillis par M. Friedlaender et mis par lui avec la plus grande bienveillance à la disposition de l'auteur.

secondaire. J'y ai aussi relaté un cas où il y avait une dégénération descendante dans le ruban de Reil (lemniscus) de la protubérance et de la moelle allongée. L'année suivante, dans une note, déjà citée, j'ai montré qu'on peut constater ces altérations des cylindres-axes au moins sept jours après une section de la moelle chez les chiens[1].

Parmi les travaux plus récents, il faut signaler ceux de MM. Kusmin[2], Kahler[3], Schultze[4] et Pitres[5].

M. Kusmin, se fondant sur des expériences faites sur des chiens, est d'avis, comme M. Singer, que les faisceaux pyramidaux de M. Schiefferdecker ne forment pas un système distinct de faisceaux. Pourtant, à l'encontre de M. Singer, il a trouvé une dégénération secondaire aussi dans les cordons antérieurs, après extirpation des zones psychomotrices. Lui aussi il semble regarder les cylindres-axes comme les premiers altérés. Selon lui, la dégénération secondaire, aussi bien ascendante que descendante, est visiblement établie à toutes les hauteurs au bout de deux semaines.

Dans un supplément que M. Kahler ajoute à son travail précité sur la compression de la moelle, il s'occupe de la dégénération secondaire, surtout ascendante, après lésion des racines postérieures des nerfs cervicaux inférieurs et des deux nerfs dorsaux supérieurs, et il arrive à des résultats conformes à ceux de M. Singer pour la moelle lombaire.

M. Kahler a observé la dégénération secondaire déjà dix jours après la lésion. Quant au temps en général, il dit

---

1. *Comptes Rendus*. 1883. Je n'avais pas alors de chiens sacrifiés au bout des 4e, 5e et 6e jours.

2. *Med. Jahrb.* 1882. Déjà cité.

3. *Zeitschrift für Heilkunde*. Bd. III. 1882. Déjà cité.

4. SCHULTZE : Beitrag zur Lehre von der secundären Degeneration im Rückenmarke des Menschen nebst Bemerkungen über die Anatomie der Tabes. *Archiv für Psychiatrie und Nervenkrankheiten*. Bd. XIV. H. 2. 1883.

5. *Archives de Physiologie normale et pathologique*. T. III. No 2. 1884. Déjà cité.

qu'avec les méthodes d'observation ordinaires, on peut compter huit jours comme l'intervalle le plus court avant l'apparition de la dégénération [1].

Le travail de M. Schultze sur la dégénération secondaire chez l'homme contient un fait intéressant, observé pourtant déjà par M. Westphal et d'autres : c'est une zone de dégénération en forme de virgule dans les cordons postérieurs au-dessous de la lésion et descendant jusqu'à deux à trois centimètres; il l'a observée dans quelques cas consécutifs à une lésion (compression) de la moelle. M. Schultze a constaté aussi dans les cordons antéro-latéraux, à la suite de la compression de la partie moyenne du renflement cervical par une tumeur périméningeale, une dégénération descendante peu intense, mais distincte, en dehors même des faisceaux pyramidaux et s'étendant, dans un cas, jusqu'à huit à dix centimètres en bas.

Relevons encore dans l'intéressant travail de M. Pitres le fait que, dans certains cas, une lésion unilatérale du cerveau peut donner lieu à une dégénération descendante occupant symétriquement les deux cordons latéraux de la moelle épinière.

Le travail en question porte sur dix observations après un examen microscopique d'une quarantaine de moelles d'hémiplégiques anciens; M. Pitres avait auparavant déjà publié quelques-unes de ces observations [2]. Les altérations médullaires, dit-il encore, développées dans ces conditions, sont quelquefois exactement symétriques; . . . . quelquefois elles sont plus intenses du côté correspondant à l'hémiplégie que

1. Dans les « *Archiv der Psychiatrie und Nervenkrankheiten* », Bd. X. H. 2. p. 330. MM. Kahler et Pick ont publié un cas où la dégénération secondaire de la moelle put être constatée 11 jours après une lésion du cerveau.

2. Dans mon article du *Virchow's Archiv* que je viens de citer, j'ai relaté aussi un cas où il y avait une dégénération secondaire des *deux* faisceaux pyramidaux des cordons latéraux, consécutive à une lésion unilatérale du cerveau, moins prononcée pourtant du côté de 1 lésion cérébrale.

du côté opposé. Les cordons de Türck (Hülsen-Vorderstrangbahn) sont en général épargnés ou ne présentent que des
altérations légères et partielles. -- Dans une communication
postérieure [1], M. Pitres a montré qu'après des lésions destructives des circonvolutions qui avoisinent le sillon crucial (régions
excitables) dans un hémisphère cérébral, on peut quelquefois
constater aussi chez les chiens et les chats une dégénération
secondaire dans les *deux* cordons latéraux. Jamais la portion
interne des cordons antérieurs n'a été trouvée altérée.

Mon but spécial, je le répète, est d'étudier de près les
premières altérations et la marche de la dégénération secondaire [2]. Le résumé ci-dessus montre assez que ce côté de la
question a été peu étudié: il est pourtant d'une importance
évidente, comme fournissant le type d'un grand nombre
d'altérations des centres nerveux.

Après durcissement préalable par les procédés déjà décrits,
les coupes, le plus souvent transversales, ont été faites dans
différentes parties de la moelle, à partir de 1 à 2 centim.
au-dessus et au-dessous de la section, c'est-à-dire là où il n'y
a plus trace de dégénération traumatique. J'en ai pris dans
toutes les parties de la moelle dorsale, dans les renflements
cervical et lombaire et dans la partie supérieure de la moelle
cervicale. J'ai employé pour l'examen microscopique la plupart des substances colorantes actuellement en usage en histo-
logie. Je citerai spécialement l'emploi de la fuchsine-acide

1. PITRES : Sur la distribution topographique des dégénéresences
secondaires consécutives aux lésions destructives des hémisphères
cérébraux chez l'homme et chez quelques animaux. *Comptes Rendus*
T. 99. N° 2. (1884, juillet.)

2. J'ai fait, dans une séance de la section de psychiatrie et de
névrologie au congrès international médical de Copenhague en 1884
une communication sur : « *Les altérations histologiques et la marche de la
dégénération secondaire* ». Cette communication, accompagnée de démonstration de préparations microscopiques, était basée sur les expériences
que j'avais faites jusqu'alors.

(«*Säurefuehsin*») [1], de la fuchsine et de l'hématoxyline, méthodes récemment introduites par M. Weigert dans les études névro-histologiques. Voici en quoi conciste la première de ces méthodes [2] : on plonge les coupes, qui doivent être très minces, au moins pendant une heure dans une solution saturée de fuchsine-acide dans l'eau (fuchsine-acide $= C_{20}H_{20}N_3O$ $[SO_3Na]$) ; on fait ensuite la décoloration d'abord dans l'eau, puis dans une solution de potassium dans l'alcool, jusqu'à ce qu'on commence à voir la substance grise se détacher de son entourage par une nuance un peu plus claire ; puis on les met de nouveau dans l'eau distillée ; après com-plète déshydratation dans de l'alcool contenant un peu de chlorure de soude (l'alcool seul suffit aussi), les coupes sont montées dans de l'essence de girofle, ou mieux dans du xylol, qui n'a pas l'inconvénient de l'essence de girofle de dissoudre la celloïdine ou de la rendre poisseuse, après quoi on les conserve dans le baume de Canada ou dans la résine de Damar.

Dans la méthode par la fuchsine, le principe colorant est la fuchsine ordinaire et la décoloration se fait dans de l'acide muriatique atténué [3]. D'après la méthode par l'héma-

1. N'ayant pas trouvé cette substance nommée dans les ouvrages français que j'ai pu me procurer, j'en ai traduit littéralement, faute de mieux, le nom allemand *(Säurefuchsin)*, bien qu'il ne me paraisse pas heureusement choisi.

2. Pour plus de détails voir WEIGERT : Ueber eine neue Unter-suchungsmethode des Centralnervensystems. *Centralblatt für die medi-cinischen Wissenschaften*. 1882. N° 42 et 43.

3. Voici quelle est la manière de procéder pour obtenir la solu-tion et les préparations : On sature de fuchsine ordinaire un mélange d'alcool absolu et d'eau distillée dans la proportion de 1—3. On filtre 50 grm. de cette solution concentrée et on y ajoute un cen-timètre cube d'une solution aqueuse (1 : 40) d'ammoniaque caustique, puis on agite fortement. Les coupes destinées à l'examen doivent séjourner dans cette solution d'une demi-heure à deux heures. Après les avoir lavées, on les fait décolorer dans 2½ à 3 p. 100 d'acide muriatique; on ne peut pas fixer d'avance le temps nécessaire à cette décoloration, pas plus que pour la méthode par la fuchsine-acide : il faut saisir le moment où la substance grise commence à se dessiner

toxyline [1], on colore d'abord fortement dans une solution alcoolique d'hématoxyline (hémat. 0,75—1,0, alcool 10,0, eau 90,0) pendant une à deux heures à une température de 35° à 45°, puis on fait la décoloration dans une solution de borax et de ferricyanure de potassium (borax 2,0, ferricyanure de potassium 2 1/2, eau 100); la décoloration est complète quand la substance grise a une couleur jaune bien marquée, tandis que les cordons blancs sont encore colorés en noir; la suite de la manipulation est la même que dans les deux méthodes précédentes. Plus tard, M. Weigert a apporté une modification à cette méthode [2]; je ne l'ai pas essayée, la plupart de mes expériences étaient faites. alors; du reste, les inconvénients que M. Weigert dit attachés à la méthode dans sa forme première n'existaient pas pour mes recherches; par exemple elle ne se prêterait pas bien au traitement de préparations qui auraient séjourné longtemps dans l'alcool après durcissement, mais j'ai toujours procédé à l'examen microscopique peu après avoir effectué le durcissement. En revanche je me suis quelquefois servi de la méthode de M. Weigert modifiée par M. Flesch [3]; je l'ai trouvée pratique, rapide et donnant de bons résultats. Voici en quoi elle consiste : on sort les coupes de l'alcool pour les plonger pendant quelques minutes ou davantage dans une solution d'acide chromique à 1/2 %; après un léger lavage à l'eau, on les met dans la solution colorante de M. Weigert, où elles prennent immédiatement une teinte foncée, presque noire; au bout de dix

nettement, après quoi on procède comme dans la méthode précédente. Les avantages de ce procédé seraient que l'anneau érythrophile est quelquefois plus apparent et que les noyaux se colorent. Cette méthode a été publiée dans le « *Fortschritte der Medicin* ». Bd. II. N° 4. (1884).

1. WEIGERT : Neue Färbungsmethode für das Centralnervensystem. *Fortschritte der Medicin*. Bd. 2. N° 6. (1884).

2. *Fortschritte der Medicin*. Bd. III. N° 8. 1885.

3. FLESCH : Zur Weigert'schen Hämatoxylinfärbung des centralen Nervensystems. *Zeitschrift für wissenschaftliche Mikroskopie*, von Behrens. Bd. I. H. 3. (1884).

minutes la coloration est complète; il vaut cependant mieux qu'elles restent plus longtemps dans la matière colorante. M. Flesch attribue au créosote une grande supériorité sur le xylol comme moyen d'éclaircissement; pour ma part cette supériorité ne m'a pas paru si décisive; peut-être pourtant les coupes se racornissent-elles moins facilement dans le créosote que dans le xylol quand elles n'ont pas séjourné assez longtemps dans l'alcool.

Ces méthodes ont été employées principalement jusqu'ici, je crois, pour étudier les altérations histologiques de la substance grise seulement, mais, par leur faculté de rendre très nettement distinctes les différentes parties d'un tube nerveux, elles m'ont été très utiles pour étudier le début et la marche de la dégénération dans les tubes mêmes. Traités ainsi par la fuchsine et la fuchsine-acide, les cylindres-axes se colorent d'une nuance bleuâtre et sont entourés d'un anneau incolore plus ou moins large, selon le calibre du tube, tandis que la partie périphérique est rouge et se compose quelquefois de deux ou plusieurs cercles concentriques, ce qui lui a valu le nom de substance ou anneau érythrophile : « *die erytrophile Substanz* » de M. Weigert. Traités par l'hématoxyline, les cylindres-axes sont colorés en jaune, et la partie externe de la myéline en noir; la partie interne de la myéline forme entre les deux un anneau incolore plus ou moins large. Dans la substance grise, les tubes fins entourés d'une petite graîne de myéline tranchent nettement, sur la substance claire du fond, en rouge ou rouge-foncé, si l'on a employé la fuchsine ou la fuchsine-acide, en noir sur un fond jaunâtre, si c'est l'hématoxyline. Je n'ai pas constaté, quant à la réussite, de différence évidente entre les préparations durcies d'après des méthodes différentes.

J'ai recherché les corps granuleux sur des pièces à l'état frais ou durcies pendant quelques jours dans l'acide osmique à un ou deux pour cent.

Pour rendre visibles les corps amyloïdes, j'ai employé le violet de gentiane ou de méthyle et l'iode.

La topographie des altérations consécutives à une hémi-section de la partie inférieure de la moelle dorsale répond en substance à la description qu'en donne M. Schiefferdecker. Après section totale de la moelle pratiquée en général à la limite de la partie dorsale et de la partie lombaire, pour deux cas dans la partie dorsale, M. Schiefferdecker[1] a, comme on sait, constaté la dégénération secondaire en six endroits différents des cordons blancs. Sont dégénérés dans la direction ascendante :

Immédiatement au-dessus de la section, les cordons posté-rieurs dans toute leur épaisseur. A une certaine hauteur au-dessus de la section, cette dégénération est limitée à un triangle occupant les deux côtés du sillon médian, et se laisse suivre, en diminuant progressivement, jusqu'au calamus scriptorius.

Une zone étroite, formant ruban vers la périphérie posté-rieure des cordons latéraux; en avant, elle atteint le milieu de ces cordons.

Il est bien plus difficile, dit-il, de déterminer la situation des voies centrifuges, car dans celles-ci les fibres nerveuses ne sont pas réunies en gros faisceaux, mais séparées par des fibres conduisant dans d'autres directions. Il y distingue quatre voies conductrices :

Des faisceaux qui occupent toute la périphérie des cor-dons antérieurs, et analogues, pense-t-il, au « *Hülsen-Vor-derstrangbahn* » de Türck.

Des fibres éparses dans les cordons antérieurs.

Des fibres éparses dans les cordons latéraux. Ces fibres sont situées dans zone mitoyenne, se rapprochant plutôt de

1 L. c.

la substance grise que du bord externe. — Ces deux dernières espèces de fibres correspondraient à celles que Bouchard appelle *fibres commissurales courtes*.

Un certain nombre de fibres dans la partie postérieure du cordon latéral, et qu'il considère comme analogues au « *Pyramiden-Seitenstrangbahn* » de Türck. Ces fibres et celles du premier groupe descendent beaucoup plus bas que les deux précédentes espèces, c'est-à-dire jusqu'à l'origine des 5e à 7e nerfs lombaires, après la section faite à la limite inférieure de la moelle dorsale. Elles sont d'abord séparées de la corne postérieure et de la périphérie, puis se rapprochent de plus en plus de celle-ci.

Pour ce qui concerne d'abord la dégénération ascendante dans le cordon latéral, que je n'ai suivie que jusqu'à la partie supérieure de la moelle cervicale, j'ai trouvé, comme M. Singer, une zone étroite de dégénération, souvent interrompue par des fibres saines, contiguë au bord latéral de l'*apex cornu posterioris* et commençant environ au tiers postérieur de celle-ci. Cette zone devient compacte quand elle se rapproche de la périphérie de la partie postérieure du cordon latéral : elle s'étend le long de la périphérie jusqu'à environ la moitié du cordon latéral, dans la moitié inférieure de la moelle dorsale, puis elle disparaît peu à peu; elle atteint sa plus grande largeur, comme le montre la fig. 11, un peu en deçà de la moitié de sa longueur. Dans le reste du cordon latéral, on rencontre aussi, çà et là, quelques fibres dégénérées: à mesure qu'on s'élève, ces fibres deviennent plus rares et la zone compacte le long de la périphérie recule, de sorte qu'arrivé à la partie cervicale supérieure, on ne trouve plus guère de dégénéré que l'angle postérieur du cordon latéral.

Au-dessous de la lésion, on trouve une zone de dégénération dans la partie périphérique du cordon antérieur; elle est le plus prononcée et atteint sa plus grande largeur dans l'angle antéro-interne; en arrière elle ne touche pas à la commissure antérieure; on trouve aussi dans les autres parties du cordon antérieur des fibres dégénérées éparses.

Le cordon latéral offre dans sa partie postérieure, correspondant à peu près aux faisceaux pyramidaux chez l'homme, un certain nombre de tubes dégénérés, mais partout entremêlés de fibres saines. Toutefois ce groupe ne forme pas une zone limitée et séparée du reste du cordon, où on rencontre aussi, partout disséminées, des fibres dégénérées; dans la moitié antérieure, elles se trouvent surtout vers la périphérie. La dégénération descendante va en diminuant à mesure qu'on s'éloigne de la lésion; elle est pourtant prononcée encore dans la région lombaire, surtout dans la partie antéro-interne du cordon antérieur et dans la partie postérieure du cordon latéral, où les fibres dégénérées se sont approchées de la périphérie, tandis que plus haut, elles en étaient séparées par une zone étroite, presque intacte. On ne peut pas suivre si bas les fibres isolées, disséminées dans les autres parties des cordons antéro-latéraux.

J'ai constaté un fait très intéressant, que l'on n'avait pas encore observé et auquel j'ai déjà fait allusion : c'est qu'il y a, au moins dans quelques cas, une incontestable dégénération descendante dans le cordon latéral opposé à l'hémisection et dans celles des fibres des parties congénères à ce groupe de fibres dégénérées qu'on peut suivre le plus bas dans la partie postérieure du côté opéré. On peut observer cette dégénération déjà immédiatement en arrière de la région où cesse la dégénération traumatique, c'est-à-dire au moins un centimètre au-dessous de la lésion. Elle s'est toujours montrée beaucoup moins intense que du côté correspondant à la section et s'est bornée à fibres isolées, disséminées çà et là. Aussi comprend — on que cette dégénération si peu prononcée échappe facilement à l'observateur, surtout dans les cas un peu anciens, où les traces d'une fibre dégénérée peuvent être entièrement perdues. C'est en partie à la réaction par la fuchsine-acide que je dois d'avoir découvert cette dégéné-

ration; seulement on ne peut appliquer la fuchsine-acide que
pendant les premières semaines, comme nous le verrons bientôt.

Il est bien possible, peut-être probable, que cette dégénération ait lieu dans tous les cas d'hémisection, bien que
sa présence ne soit pas toujours facile à constater. Il ne m'a
pas paru y avoir de différence bien évidentes dans son intensité
à différentes hauteurs. Il me semble que si elle est quelque
part plus prononcée, c'est à quelques centimètres en arrière
de la lésion plutôt que, par exemple, à un centimètre seulement; on peut en général la suivre en bas aussi loin que
celle du côté opéré.

J'ai encore constaté dans deux cas, dans les cordons
postérieurs, une dégénération descendante qui n'avait pas
encore été observée chez les animaux et qui rappelle beaucoup la *dégénération en forme de virgule* que M. Schultze[1], en
dernier lieu, a décrite chez l'homme comme consécutive à
une compression de la moelle. Cette dégénération commence
un peu en arrière de la commissure postérieure et s'étend
sous forme d'une bande étroite dans les cordons cunéiformes,
à peu près parallèlement aux cornes postérieures de la substance grise, sans pourtant atteindre la périphérie (voir expériences XII et VIII [suite] et la fig. 6). Elle descend, dans
les deux cas où je l'ai observée, jusqu'à un centimètre et
demi environ au-dessous de la lésion, en diminuant peu à peu
par son extrémité externe. Il est hors de doute que ce soit
là une dégénération secondaire, sa conformité avec cette altération étant absolue au point de vue histologique. Il n'y a,
comme l'a dit M. Schultze, que deux manières de l'expliquer.
Ou bien il faudrait supposer qu'il y a des fibres qui, après
avoir été coupées, peuvent dégénérer dans les deux directions;
en effet le cordon postérieur est dégénéré dans toute son
épaisseur immédiatement au-dessus de la section, et par conséquent la région qui correspond à cette partie dégénérée

1. L. c.

au-dessous l'est aussi. Mais cette hypothèse serait inconciliable avec la parfaite régularité qui se montre dans la marche de la dégénération secondaire, et du reste sans analogie avec cette altération dans d'autres régions. Il ne resterait donc qu'à admettre la seconde hypothèse, c'est-à-dire que ces fibres seraient des ramifications recourbées en arrière des racines postérieures, ramifications dont déjà Stilling[1] croit avoir constaté la présence dans les cordons cunéiformes, et que M. Brown-Séquard a aussi décrites[2]. Dans ce cas, cette dégénération en virgule se produirait quand la section est faite assez près des racines nerveuses les plus voisines pour trancher leur fibres rétogrades avant leur entrée dans la substance grise. Mais on ne sait rien encore de l'endroit où a lieu cette entrée.

Dans les trois cas où j'ai pratiqué la section dans la région cervicale, j'ai pu suivre la dégénération descendante dans les parties périphériques antéro-internes des cordons antérieurs et dans la partie postérieure des cordons latéraux du côté opéré jusqu'au renflement lombaire; mais les autres fibres dégénérées disséminées dans le reste de ces cordons disparaisssent peu à peu déjà plus haut. Je n'ai pas pu trouver de dégénération descendante dans le cordon latéral du côté opposé; mais les animaux avaient vécu quelques mois après l'hémisection[3], et à cette époque il est très difficile de juger si quelques fibres isolées ont été dégénérées ou non. Dans la partie supérieure de la moelle cervicale, la dégénération est naturellement beaucoup plus étendue qu'après une hémisection de la moelle dorsale; elle occupe la plus grande partie des cordons postérieurs, n'épargnant que les

1. Cité d'après Schwalbe : *Lehrbuch der Neurologie.* P. 363.

2. *The Boston Medical and Surgical Journal.* Vol 47. Nov. 1852. P. 334.

3. Quelques animaux sont morts peu de temps après l'hémisection de la moelle cervicale, mais ils ne sont pas compris dans les cinquante-deux cas sur lesquels se fonde le présent travail.

parties externes contiguës aux cornes postérieures et les fibres situées en arrière de la commissure postérieure. L'altération est plus étendue aussi dans les cordons latéraux au-dessus de la section (voir l'expérience VII [suite]).

La question de savoir quelle est la nature des fibres dégénérées descendantes, surtout dans la partie périphérique des cordons antérieurs, est encore en discussion. Sont-ce des fibres motrices maintenant la continuité entre la zone psychomotrice et les nerfs périphériques ? Le sont-elles toutes ? et, si non, lesquelles d'entre elles le sont ? Ou bien sont-ce seulement des fibres commissurales de la moelle ? En raison de la différente longueur des intervalles qui s'écoulent avant la restitution de la motilité, selon que la section a seulement touché le cordon latéral et laissé intact le cordon antérieur, ou que l'hémisection a été complète, ou, mieux encore, qu'elle a dépassé la ligne médiane et coupé le cordon antérieur du côté opposé, sans atteindre pourtant le cordon latéral, je suis porté, comme je l'ai déjà dit, à admettre qu'il y a aussi dans les cordons antérieurs des fibres motrices, et qu'il faudrait considérer comme telles les fibres qui dégénèrent en bas dans les parties périphériques antéro-internes, et cela parce que la dégénération de ces fibres se poursuit plus bas, et aussi parce que cette zone correspond à peu près au faisceau pyramidal direct chez l'homme. C'est pour les mêmes raisons que je considère le groupe des fibres dégénérées dans la partie postérieure des cordons latéraux comme des fibres motrices correspondant à peu près au faisceau pyramidal croisé chez l'homme. Toutes les autres fibres dégénérées en bas dans les cordons antéro-latéraux sont probablement des fibres commissurales, plus ou moins longues, propres à la moelle et qui établissent seulement des relations entre les divers étages de la substance grise.

Quant aux fibres dégénérées dont j'ai quelquefois constaté la présence dans le cordon latéral du côté opposé, au-dessous de la lésion, ce sont vraisemblablement des fibres motrices, qui, à l'endroit de la section. étaient encore contenues dans le cordon antéro-latéral du côté opéré et ont ainsi été coupées, puis passaient de l'autre côté, probablement par la commissure antérieure, sans être interrompues par des cellules. Pourtant je n'ai pas pu en suivre le trajet pendant ce passage, ce qui s'explique facilement : en effet, les fibres pyramidales pendant leur parcours dans les cordons blancs entre les faisceaux pyramidaux et la substance grise, ainsi que dans celle-ci, sont ou isolées, ou réunies en très petits faisceaux ; de plus elles sont entremélées d'un grand nombre de fibres semblables mais d'une autre origine, de sorte quelles peuvent disparaître sans qu'il soit possible de s'en apercevoir (Flechsig[1]).

Pour être à même de constater les premiers indices d'altérations histologiques, j'ai examiné systématiquement au microscope les moelles des chiens sacrifiés 1, 2, 3 jours, etc après l'opération. Déjà chez les animaux qui n'avaient vécu que trois jours, j'ai trouvé des indices d'altération dans les cordons postérieurs du côté opéré, dans toute leur étendue de bas en haut au-dessus de la lésion. Chez les animaux ayant vécu quatre jours, l'altération des cordons postérieurs dans la région ordinaire au-dessus de la plaie était évidente. L'altération était en général aussi intense dans la moelle cervicale que dans la moelle dorsale. Rien dans les cordon latéraux. Au-dessous de la plaie, l'altération était à peine constatable.

Voici les caractères qu'offre la dégénération dans ce cas: dans les préparations colorées au moyen du bleu d'aniline, du picrocarminate, du carmin au borax, etc., il y a un certain nombre de tubes, dont quelques-uns paraissent un peu élargis, où les cylindres-axes sont peu ou point colorés et pour la plupart un peu gonflés, offrant souvent un aspect grenu et ne se distinguant pas nettement de la myéline. tandis que dans les parties avoisinantes tous les cylindres-axes sont

1. *Archiv der Heilkunde.* 1877. P. 339.

bien colorés. A un faible grossissement, ils semblent complètement disparus (voir la fig. 1, dessinée d'après une préparation par le bleu d'aniline du renflement cervical d'un animal qui avait vécu 4 jours après une hémisection parfaite, au niveau de la 10ᵉ vertèbre dorsale; elle comprend les parties postéro-internes des cordons postérieurs. Zeiss C. Oc. 2, 145 diamètres). A un grossissement plus fort on trouve une trace incolore, ou presque incolore, de cylindres-axes, formant souvent une masse grenue, d'un volume plus grand qu'un cylindre-axe ordinaire et souvent peu distinct de son entourage. Il y a aussi des tubes dont le cylindre-axe est faiblement coloré, mais gonflé (voir la fig. 2, dessinée d'après la même préparation. Zeiss K, Oc. 2, 760 diamètres). La myéline paraît encore intacte, au moins pour la plus grande partie; ainsi dans les préparations traitées par la fuchsine, la partie périphérique rouge est toujours conservée, généralement aussi la partie interne, incolore, de la gaîne de -myéline, même dans les tubes dont les cylindres-axes sont altérés. Il en est de même des parties périphériques de la myéline teintes en noir par l'hématoxyline, le cercle incolore de myéline est aussi conservé, au moins en grande partie. Dans ce dernier cas les cylindres-axes altérés présentent une masse grenue, légèrement jaunâtre et sont d'un volume plus grand qu'à l'état normal.

Je tiens à noter ici tout spécialement les résultats très nets et très probants que donne la réaction par la fuchsine-acide et que j'ai été le premier à signaler[1]. Dans les préparations traitées par cette substance, puis bien décolorées par les moyens ordinaires, on trouve, à un faible grossissement, un certain nombre de points très distinctement colorés en

---

[1]. Dans la communication que j'ai faite au Congrès médical de Copenhague, j'ai présenté des préparations dont quelques-unes étaient faites d'après cette méthode; c'est en partie d'après elles que sont dessinées les planches qui accompagnent le présent travail.

rouge-foncé, avec une nuance bleuâtre si la décoloration a été assez forte. Ces points, dont le nombre correspond à peu près à celui des tubes altérés dans les préparations traitées par les autres méthodes, forment les centres de ces tubes. A un plus fort grossissement, on voit qu'ils consistent en une masse grenue, rouge-foncé, entourée d'un cercle moins rouge, la substance érythrophile. Le plus souvent on y constate pourtant, comme dans les tubes sains, un petit espace incolore entre la masse centrale et le cercle périphérique rouge. (Voir les figures 3 et 5, dessinées d'après une préparation par la fuchsine-acide du renflement cervical du même animal qui a servi pour la préparation représentée aux fig. 1 et 2. La fig. 5 comprend le cordon postérieur altéré et des parties adjacentes de l'autre cordon postérieur et du cordon latéral gauche. 195 diamètres [1]. La figure 3 comprend une portion limitée [ce qu'on peut en voir en une fois dans le champ du microscope] des parties altérées du cordon postérieur dégénéré. 1045 diamètres.)

Dans les préparations non colorées, l'altération semble consister en ce que le cylindre-axe d'un certain nombre de tubes est grenu, quelquefois un peu brillant, souvent légèrement agrandi, quelquefois aussi peu distinct de la myéline.

Dans les cas de cinq jours l'altération descendante commence à se prononcer, mais au-dessus de la plaie on ne voit pas encore bien une altération des cordons latéraux, tandis qu'on peut la constater déjà chez des animaux ayant vécu six jours.

Les cas de sept jours présentent les mêmes altérations à un degré plus prononcé. La dégénération est distincte au-dessous de la section, de même que dans les cordons latéraux au-dessus. Celle-ci se traduit par des altérations des cylindres-axes analogues à celles des cordons postérieurs dans les cas de

1, Des difficultés techniques ont empêché de différencier les anneaux érythrophiles de la névroglie comme ils devraient l'être; ils sont en outre un peu schématisés.

quatre jours. En général il y a dans les cordons postérieurs un beaucoup plus grand nombre de tubes altérés que dans les cas de quatre jours, et la myéline, surtout dans sa partie contiguë au cylindre-axe altéré, paraît affectée par l'altération, au moins dans la plupart des tubes. Ainsi l'anneau érythrophile, ou la partie périphérique noire dans les préparations traitées par l'hématoxyline, est généralement plus mince souvent aussi plus grand en diamètre, c'est-à-dire que le tube est élargi ; la partie intermédiaire, correspondant à la partie interne de la myéline, laquelle, dans un tube normal, est incolore et homogène, est diminuée ou complètement disparue dans les tubes altérés.

Dans les préparations par la fuchsine-acide le nombre des points rouge-foncé est plus grand, leur volume même est en général augmenté ; ainsi l'anneau érythrophile est quelquefois complètement disparu et a servi à former ces masses grenues ; il est très rare de rencontrer des tubes altérés où le cylindre-axe semblât seul contribuer à la formation de ces masses. Il est pourtant difficile de distinguer nettement quelle partie de ces masses uniformes est le produit des cylindres-axes et où commence la partie dégénérée de la myéline, parce que dans les préparations traitées par ce réactif, la dégénération se traduit par des granules à peu près semblables ; ce n'est que par la comparaison avec des préparations faites d'après d'autres méthodes et où les limites sont plus prononcées, qu'on peut attribuer approximativement au cylindre-axe et à la myéline leur part respective dans cette formation. En faisant cette comparaison, on voit aussi que la fuchsine-acide est le réactif le plus sensible non seulement pour les cylindres-axes, mais aussi pour les toutes premières altérations de la myéline. En effet, dans les préparations par cette substance la myéline paraît toujours affectée sur une étendue plus grande que d'après les autres méthodes ; c'est que la fuchsine-acide donne déjà une réaction dans les parties périphériques de la myéline les plus récemment altérées, ce que les autres réactifs ne font pas.

Dans les préparations par la fuchsine-acide il y a pourtant, au bout de sept jours, quelques tubes altérés où les points rouges font défaut et sont remplacés par une masse grenue peu ou point colorée, surtout si la décoloration a été forte, tandis que dans les cas de quatre jours, tous les tubes étaient fortement colorés à leur centre. Les figures 8 et 9 représentent une préparation par la fuchsine-acide du renflement cervical d'un chien ayant vécu sept jours après une hémisection dans la région de la 10e vertèbre dorsale, mais où l'instrument avait aussi un peu touché l'autre cordon postérieur (30 et 230 diamètres). Ces figures, surtout la fig. 9, font bien comprendre ce que nous venons d'exposer[1]. Comme le montre la fig. 9, l'altération est beaucoup moins avancée dans les cordons latéraux; il n'y a que quelques tubes où le cylindre-axe, et souvent aussi la partie contiguë de la myéline, soient affectés, tandis que l'anneau érythrophile est toujours conservé.

Dans les préparations par le bleu d'aniline, les cylindres-axes d'un grand nombre de tubes, surtout dans les cordons postérieurs, sont peu ou point colorés et présentent le plus souvent une masse grenue. J'y ai trouvé aussi des tubes ayant une masse centrale, faiblement colorée et beaucoup plus grande qu'un cylindre-axe ordinaire. Cette masse, au moins dans quelques-uns des tubes, formait comme deux couches concentriques, dont la plus extérieure était souvent plus faiblement colorée que la couche centrale, laquelle était du volume d'un cylindre-axe ordinaire ou un peu plus grande; elle correspond sans doute au cylindre-axe, et la couche extérieure aux parties contiguës de la myéline.

Une préparation par l'hématoxyline d'une coupe de moelle prise dans le renflement lombaire, au-dessous de la plaie, offre l'occasion d'une comparaison instructive des parties antéro-internes périphériques des cordons antérieurs, dont le

---

1. Par des causes techniques, les anneaux érythrophiles et la névroglie se trouvent avoir la même nuance, bien que celle-ci dût être plus claire.

gauche seul est altéré. On voit, dans la partie altérée, des tubes consistant en une partie centrale, beaucoup plus grande qu'un cylindre-axe ordinaire et formant une masse grenue un peu jaunâtre, immédiatement, ou presque immédiatement, entourée d'un cercle noir, tandis que tous les tubes de l'autre cordon ont leur aspect normal, c. à. d. un point jaune au centre d'un anneau incolore étroit. entouré. lui-même d'un cercle noir. Voir la fig. 7, où ces parties périphériques antéro-internes des cordons antérieurs sont réprésentées d'après une semblable préparation d'une coupe de moelle prise dans le renflement lombaire du même animal d'où sont tirées les préparations représentées aux figg. 8 et 9. (Zeiss D, Oc. 3, 320 diamètres.)

L'examen de toutes les préparations que j'ai faites d'après différentes méthodes m'a amené à l'observation générale suivante : Je n'ai jamais rencontré un tube où la gaîne de myéline ou une partie de celle-ci fût altérée sans que le cylindre-axe le fût aussi, tandis que j'ai très souvent constaté le contraire.

Quelquefois on trouve çà et là des lacunes dans les parties altérées : elles marquent sans doute la place de quelque fibre disparue.

Dans les cas d'environ deux semaines l'altération est bien prononcée même dans les cordons antéro-latéraux, et cela dans toute leur étendue, aussi bien au-dessous qu'au-dessus de la lésion. La myéline aussi est altérée, souvent dans toute son épaisseur.

Quand l'animal a vécu environ vingt jours, presque tous les tubes des parties les plus altérées sont attaqués, excepté en bas, dans les cordons antéro-latéraux, où les tubes altérés sont très disséminés. Le tube est généralement altéré dans toute son épaisseur; ainsi, par exemple, il ne présente plus d'anneau érytrophile périphérique dans les préparations par la fuchsine : le tout forme une masse uniformément grenue, légèrement translucide, plus ou moins colorée ou complètement incolore; et dans les préparations par l'hématoxyline, l'anneau noir périphérique est peu distinct ou du moins très mince parce que presque toute la section d'un tube forme une masse granuleuse, légèrement jaunâtre.

Dans les préparations par la fuchsine-acide, les masses rouge-foncé sont relativement rares, tandis que la plupart des tubes altérés forment une masse presque uniformément grenue, peu ou point colorée et où l'anneau érythrophile est en général disparu.

Dans les préparations par différents réactifs, les cellules plates ou étoilées de la névroglie sont souvent plus apparentes dans les .parties altérées; elles sont comme gonflées, fortement colorées et offrent l'aspect des cellules araignées ou de Deiters.

A partir de cette époque on commence à trouver des corpuscules amyloïdes dans les parties altérées. A un examen soigneux des préparations par le violet de méthyle ou de gentiane, on trouve tous les stades intermédiaires entre les tubes altérés et ces corps; d'où suivrait que ceux-ci sont une transformation des débris des tubes dégénérés.

Chez les animaux qui ont vécu un à deux mois, on voit, même à l'oeil nu, après durcissement préalable, les parties altérées des cordons postérieurs se différencier des parties environnantes par une teinte jaunâtre. Dans les préparations de tranches de moelle prises à cette époque, les tubes altérés, vus à un faible grossissement, ne sont pas toujours faciles à distinguer de la névroglie. Cela est surtout le cas dans les préparations colorées par l'hématoxyline : là, les tubes les plus altérés, aussi bien que la névroglie, sont colorés en jaune, tandis que les tubes plus ou moins normaux sont noirs, comme on le voit dans la fig. 11, dessinée d'après une préparation de la partie supérieure de la moelle dorsale d'un chien mort environ deux mois après une hémisection faite au niveau de la 10e vertèbre dorsale, et où le cordon postérieur du côté droit avait aussi

été touché. (Zeiss aa, Oc. 3. 41 diamètres.) A un grossissement plus fort on peut encore distinguer les limites des tubes,
mais les différentes parties d'un tube altéré ne sont pas
reconnaissables : les cylindres-axes sont le plus souvent
disparus, et, dans les préparations colorées par la fuchsine
ou la fuchsine-acide, on ne voit plus d'anneaux érythrophiles.
Toute la coupe du tube, le plus souvent élargi, forme une
masse presque homogène ou légèrement grenue, peu ou pas
du tout colorée. Les points rouge-foncé des préparations
colorées par la fuchsine-acide ne se rencontrent plus que rarement ; ils sont aussi alors moins distincts qu'une ou deux
semaines après l'opération et n'occupent que le centre des
tubes (voir la fig. 10, dessinée d'après une préparation, colorée
par la fuchsine-acide, du renflement cervical d'un animal qui a
vécu un peu plus d'un mois après une hémisection au niveau de la
10e vertèbre dorsale. Zeiss D, Oc. 3. 320 diamètres). — Il ressort
de cela que, si la fuchsine-acide est un excellent réactif au début
de la dégénération secondaire, elle cesse de l'être quand le processus est un peu plus avancé. — On rencontre çà et là dans
les parties altérées quelques lacunes et des corpuscules amyloïdes.

Quant à la névroglie, elle paraît épaissie : les points,
d'entre-croisements des fibres[1] sont souvent gonflés et se colorent plus fortement; c'est dans les cordons postérieurs que,
cet épaississement est le plus marqué. Mais l'augmentation des
noyaux est peu sensible. A un examen soigneux on voit que
ces noyaux, généralement de forme plus ou moins ovale,
appartiennent pour la plupart à des cellules plates de la
névroglie. Ainsi on trouve quelquefois deux noyaux entourés
d'une membrane protoplasmique dans un même point d'entre-
croisement, qui alors est tuméfié et plus fortement coloré
qu'à l'état normal. On rencontre aussi, dispersés çà et là
dans le tissu, surtout le long des vaisseaux, un petit nombre

1. Voir Ranvier : De la névroglie. *Archives de physiologie normale
et pathologique.* 1883.

de noyaux ronds paraissant appartenir à de petites cellules lymphatiques. — Dans les préparations par l'acide osmique, il peut arriver qu'on rencontre çà et là un corps granuleux.

Pour étudier de près l'augmentation des noyaux, leur naissance et l'épaississement de la névroglie, j'ai cherché, d'après les méthodes de M. Flemming, des figures de division indirecte des noyaux dans les cellules de la névroglie, bien que ces noyaux soient les moins propres à ces démonstrations. Dans ce but j'ai mis durcir pendant quelques semaines de petits morceaux de moelle dans la solution suivante : acide chromique 0,25, acide osmique 0,1 et acide acétique glacial 0,1 p. 100 d'eau ou bien aussi dans une solution d'acide chromique 0,2 — 0,25 et acide acétique 0,1 p. 100 d'eau[1]. Plus tard je me suis aussi servi de la méthode récemment décrite par M. Flemming, et à laquelle il donne la préférence sur toutes les autres; il se sert pour le durcissement de la solution suivante : acide chromique (1 %) 15 parties, acide osmique (2 %) 4 parties, acide acétique glacial 1 partie, ou moins[2]. — La coloration a été faite par la safranine, l'hématoxyline, le carmin au borax, le violet de gentiane, le violet de méthyle, le brun de Bismarck, etc. C'est tantôt l'une, tantôt l'autre de ces méthodes qui a donné les meilleurs résultats, mais il était souvent difficile d'obtenir une coloration assez forte. L'examen au microscope a été fait le plus souvent avec immersion (Zeiss K, oc. 2 ou 3). Dans quelques points d'entre-croisement, gonflés et plus fortement colorés, j'ai rencontré des figures rappelant plus ou moins les figures de division indirecte des noyaux de **M. Flemming**. Ainsi j'ai trouvé des figures s'approchant de la forme en peloton (Knäuelform) et en étoile (Sternform) et mieux encore des noyaux filles (Tochterfiguren). Pourtant je n'ai pas réussi

1. Voir Flemming : *Zellsubstanz, Kern und Zelltheilung*. Leipzig. 1882. P. 381 et 382.

2. Pour plus de details voir Flemming : Mittheilungen zur Färbetechnik. *Zeitschrift für wissenschaftliche Mikroskopie*. Bd. I. (1884.)

à constater des figures absolument exactes, comme il m'est arrivé, par exemple, d'en voir dans la cornée des lapins, après une irritation préalable[1]. Dans les noyaux ronds dispersés cà et là dans le tissu, je n'ai pas constaté de figures de division indirecte. — En tous cas il devrait être permis de tirer de la présence de ces figures la conclusion que l'épaississement de la névroglie est dû, au moins en grande partie, à des cellules fixes qui s'organisent à mesure qu'elles augmentent. Cela ressort surtout des cas plus anciens, où l'épaississement est un peu plus prononcé et plus diffus. Il en est ainsi, par exemple, surtout dans les cordons postérieurs, quand l'animal a vécu trois ou quatre mois après l'opération. — Dans ces cas les limites des tubes dégénérés sont à peine perceptibles. Dans les préparations colorées par la fuchsine-acide, on ne trouve presque plus trace de ces points rouge-foncé dont il y avait si grande abondance au début. Dans les préparation non colorées, à part quelques tubes plus ou moins intacts, on ne voit, dans les parties les plus altérées, qu'une masse composée de fibrilles et de granules.

A l'examen macroscopique, surtout dans les cordons postérieurs, mais aussi dans les faisceaux cérébelleux directs des cordons latéraux au-dessus de la plaie, un peu aussi dans les parties antéro-internes des cordons antérieurs et dans une zone de la partie postérieure des cordons latéraux au-dessous de la plaie, les parties altérées ressortent par leur couleur jaunâtre dans les moelles durcies. Même sur une coupe de la moelle fraîche, la partie altérée du cordon postérieur a une nuance un peu grise; les autres parties dégénérées n'offrent pas encore nettement cette nuance. Cependant il est très difficile de distinguer les limites de l'altération seulement d'après l'aspect macroscopique; elle paraît souvent plus étendue qu'elle ne l'est en réalité, au moins quand le processus est un peu

1. HOMÉN : Untersuchungen über die Regeneration der fixen Hornhautzellen durch indirekte Kerntheilung. *Fortschritte der Medicin.* Bd. I. N° 16. (1883).

avancé et que l'épaississement de la névroglie se prolonge en dehors des limites de la partie originairement altérée.

On rencontre partout dans les parties altérées des corpuscules amyloïdes en grand nombre, mais je n'ai trouvé que très rarement des corps granuleux.

Chez les animaux ayant vécu cinq à six mois, l'altération est encore plus prononcée à l'examen macroscopique. Dans les parties altérées, surtout celles des cordons postérieurs, il n'y a que quelques tubes plus ou moins intacts et en général d'un volume plus petit qu'à l'état normal. Tout le reste semble se composer d'une masse offrant l'aspect de fibrilles et de granules; cette masse est constituée en partie par la névroglie épaissie, en partie par des fragments et débris non resorbés de tubes dégénérés; cela est surtout marqué dans les préparations colorées par l'hématoxyline et dans les préparations non colorées. Toutefois, à un fort grossissement, surtout dans les préparations colorées par le bleu d'aniline ou le picrocarminate, on peut encore reconnaître dans cette masse les limites, bien que très diffuses, de quelques tubes dégénérés.

Quand l'animal a vécu huit à neuf mois, la cicatrisation et l'atrophie sont plus évidentes et on peut mieux suivre l'épaississement de la névroglie un peu en dehors des limites des trajets ordinaires de la dégénération secondaire. Ainsi dans les cordons postérieurs, surtout à la partie supérieure de la moelle, où les altérations sont nettement limitées aux parties postéro-internes de ce cordon le long de la fissure postérieure, on peut voir des fibres épaissies de la névroglie se continuer dans toutes les directions, pour reprendre ensuite peu à peu leur aspect normal.

Dans les préparations de cette date aussi, l'augmentation des noyaux est peu sensible.

A l'examen microscopique des moelles, j'ai aussi porté mon attention sur les colonnes de Clarke. J'y ai été spécialement amené par un travail fait à l'Institut pathologique de Leipsic par M. Lissauer [1], sous la direction de M. Weigert, sur les altérations des colonnes de Clarke dans l'ataxie locomotrice. L'auteur, s'appuyant sur l'examen microscopique des moelles de dix cas d'ataxie locomotrice, montre que les tubes à myéline, qui se colorent en rouge par la fuchsine et la fuchsine-acide, sont évidemment diminués dans les colonnes de Clarke chez les tabétiques, tandis que, normalement, ils y sont plus nombreux que dans la substance grise environnante. Pour le prouver l'auteur compare un grand nombre de préparations de moelles saines et de moelles altérées. — Il est difficile d'apercevoir de petites différences dans ces parties : les tubes nerveux y ont en général une autre direction que dans le reste de la substance grise. En effet, dans les colonnes de Clarke, les fibres longitudinales sont particulièrement distinctes et nombreuses, aussi leur section sur une coupe de la moelle, vue à un faible grossissement, donne-t-elle à ces parties une apparence ponctuée assez étrange. J'ai pourtant trouvé aussi que dans les moelles en apparence intactes, c. à. d. les deux premiers jours après l'opération, et ordinairement même dans des moelles altérées, il y avait un beaucoup plus grand nombre de tubes à myéline que dans le reste de la substance grise. C'est la méthode de coloration par l'hématoxyline qui s'est montrée la plus favorable pour cette démonstration. En effet, elle colore toujours nettement en noir les tubes pourvus d'une petite gaîne de myéline, et en jaune le reste de la substance grise, les cellules avec une nuance de brun. Par les autres méthodes, fuchsine ou fuchsine-acide, on peut échouer quelquefois, au moins au commencement, si on n'a pas d'habitude, et en tout cas on n'obtient presque jamais des préparations où les tubes soient aussi nettement différenciés.

Dans les cas plus anciens, l'image semble avoir un peu changé. Ainsi dans deux cas où la section avait à peine touché le cordon postérieur droit, l'un datant de cinq mois,

1. *Fortschritte der Medicin.* Bd. II. N° 4. (1884.)

l'autre de huit mois après l'opération, et surtout dans ce dernier, j'ai cru, en comparant un grand nombre de coupes prises au-dessus de la plaie, constater une différence quant aux colonnes de Clarke. La différence consistait en ceci : du côté opéré les colonnes de Clarke paraissent diminuées et moins nettement limitées que du côté droit : il y a là atrophie ou disparition des cellules et diminution des fibres à myéline; celles-ci pourtant sont beaucoup plus nombreuses que dans la substance grise environnante. Comme contrôle, j'ai examiné au même point de vue des coupes prises au-dessous de la lésion; je n'ai pas pu y constater une différence évidente entre les deux côtés. Chez les deux animaux qui avaient vécu six et neuf mois, je n'ai pas trouvé une différence notable entre les colonnes de Clarke de l'un et de l'autre côté, mais dans ces cas le cordon postérieur droit était coupé; dans celui de neuf mois, un peu aussi le cordon latéral droit. Pourtant, dans ce dernier cas, il m'a semblé que les colonnes de Clarke des deux côtés n'étaient pas aussi bien limitées qu'à l'état normal et contenaient moins de fibres à myéline.

Pour ce qui concerne les cornes antérieures, dont les cellules nerveuses sont, sans doute, en communication plus ou moins directe avec les fibres pyramidales, je n'ai pu que dans un seul cas constater une différence notable entre les deux côtés : c'est chez l'animal qui a vécu huit mois. Il y avait, dans les coupes prises au-dessous de la section, légère diminution et atrophie des cellules de la corne antérieure du côté opéré, comparée à celle de l'autre côté. — Je n'ai jamais pu constater d'altération indubitable de la commissure antérieure.

Je choisis parmi mes expériences, pour les citer ici, un certain nombre de cas de différentes époques, pouvant servir d'appui et d'exemples de ce que j'ai exposé ci-dessus.

EXPÉRIENCE IX.

Hémisection à gauche au niveau de la 8ᵉ vertèbre dorsale.

écu 3 jours.　　15 *janvier* 1884. — Chien de moyenne taille.

16 *janvier*. — La patte postérieure gauche est complètement, la droite presque, paralysée. La sensibilité est peut-être un peu plus prononcée dans le membre postérieur du côté opéré.

17 *janvier*. — Grande faiblesse. L'animal reste couché, ne mange pas.

18 *janvier*. — L'animal meurt.

A l'autopsie on constate une infiltration de pus autour de la lésion et sous la peau environnante; les méninges de la région voisine sont fort injectées. On met la moelle dans le liquide de Muller.

Examen microscopique. — La section a dépassé la ligne médiane et entamé les cordons antérieur et postérieur droits. A l'endroit même de la section, on ne trouve que des globules du sang et des débris de fibres nerveuses. Dans les tissus avoisinant la plaie, jusqu'à ½ centim. à peine de chaque côté, il y a des globules rouges en grand nombre, quelques noyaux, un nombre insignifiant de lacunes et un gonflement diffus des cylindres-axes; de plus, à quelques millimètres des deux côtés, des masses presque homogènes, légèrement jaunâtres, quelquefois entourées d'un anneau clair, incolore, très mince, soit homogène, soit un peu fibrilleux; dans les coupes longitudinales, ces masses sont, pour la plupart, de forme oblongue, atteignant jusqu'à 30—40 μ en largeur; dans les préparations colorées par le bleu d'aniline ou le picrocarminate, on voyait quelquefois ces masses se confondre immédiatement avec les cylindres-axes, colorés de même.

Dans les coupes transversales faites à 1 centim. au moins au-dessous de la plaie, il n'y avait aucune altération appréciable des fibres nerveuses. De même, rien à observer dans les cordons antéro-latéraux au-dessus de la lésion; mais dans le cordon postérieur du côté opéré et dans les parties les plus voisines du cordon postérieur du côté opposé, un tout premier commencement d'altération, consistant en ce que, dans les préparations colorées par le bleu d'aniline ou le picrocarminate, surtout si la coloration n'est pas trop forte, on voit quelqes fibres nerveuses dont le cylindre-axe est peu où à peine coloré, d'un volume un peu exagéré, quelquefois légèrement grenu et ne tranchant pas nettement sur la myéline environnante, tandis que dans les parties avoisinantes, tous les cylindres-axes sont bien colorés; cette différence est le plus apparente quand on compare les deux cordons postérieurs. Dans les préparations colorées par la fuchsine-acide, on trouve de même dans quelques fibres nerveuses au lieu de la coloration ordinaire des cylindres-axes en rouge-violet clair, des cylindres-axes d'un rouge plus foncé, et d'un volume un peu plus grand. L'anneau érytrophile et la partie incolore de la gaîne de myéline sont bien conservés. — On trouve des fibres altérées absolument de la même façon, aussi bien dans la région cervicale que, par exemple, à un centimètre au-dessus de la section, avec cette seule différence qu'en ce dernier endroit elles sont disséminées dans toute l'épaisseur du cordon postérieur, sauf dans la région la plus voisine de la corne et de la commissure postérieures, tandis que dans la région cervicale on ne les trouve que dans les parties postérieures les plus voisines du sillon postérieur, et du côté droit, dans les deux cas, seulement près de ce sillon.

EXPÉRIENCE X.

Hémisection à gauche, au niveau de la 10ᵉ vertèbre dorsale.

vécu 4 jours.   5 *février* 1884. — Chien de taille moyenne, Quelques heures après l'opération, la jambe postérieure droite paraît aussi presque paralysée; les deux membres postérieurs sont tendus et leur sensibilité est très diminuée.

6 *février*. — L'animal s'appuie bien sur sa patte postérieure droite et la meut librement; la gauche est paralysée et rigidement tendue. Il n'y a pas de différence évidente, quant à la sensibilité, entre les quatre membres.

7 *février*. — La patte postérieure gauche est paralysée et flasque.

8 *février*. — L'animal paraît pouvoir s'appuyer un peu sur sa patte postérieure gauche quand on le place debout.

9 *février*. — L'animal est tué.

A l'autopsie, la plaie est parfaitement nette; les méninges un peu injectées aux environs de la section. Les parties sectionnées paraissent un peu adhérentes entre elles. La moelle est mise dans le liquide de Müller.

Examen microscopique. — L'hémisection paraît avoir été parfaite. Les altérations dans le voisinage immédiat de la plaie sont à peu près les mêmes que dans l'expérience précédente. Dans les coupes transversales prises à 1 centim. au moins au-dessous de la section, il n'y a pas de différence appréciable entre les deux moitiés. Pourtant, dans les préparations colorées par la fuchsine-acide, quelques cylindres-axes isolés, dans le cordon latéral gauche, sont plus fortement colorés et un peu élargis.

Au-dessus de la lésion, pas non plus d'altérations dans les cordons antéro-latéraux. Dans toute l'étendue du cordon postérieur du côté opéré, il y a une altération bien marquée, occupant toute l'épaisseur du cordon dans le voisinage de la plaie, mais se circonscrivant de plus en plus à mesure qu'on s'élève, jusqu'à ce quelle n'affecte plus que la région la plus voisine de la partie postérieure du sillon postérieur. Dans les préparations colorées par le bleu d'aniline ou le picrocarminate, on voit des fibres nerveuses dont quelques-unes sont un peu élargies et dont les cylindres-axes sont peu ou point colorés, d'un volume plus grand que l'ordinaire, d'un aspect grenu et souvent peu distincts de la gaîne de myéline. A un faible grossissement les cylindres-axes semblent disparus et les places que devraient occuper la coupe des fibres paraissent vides : c'est ce que l'on peut voir dans la fig. 1, dessinée d'après une préparation au bleu d'aniline du renflement cervical de la moelle dont il est question ici; cette figure ne représente que les parties postérieures des cordons de Goll (Zeiss. C. oc. 2; 145 diamètres). A un fort grossissement on voit une masse grenue, peu ou point colorée, à la place des cylindres-axes, mais d'un beaucoup plus grand volume, et tranchant peu sur les parties avoisinantes; quelques cylindres-axes paraissent seulement gonflés et sont ordinairement faiblement colorés. Voyez la fig. 2, dessinée d'après la même préparation que la précédente et comprenant les parties intéro-postérieures des cordons postérieurs (Zeiss K, Oc. 2, 760 diamètres).

Dans les préparations colorées par la fuchsine, on trouve aussi des fibres dont les cylindres-axes sont d'un rouge pâle ou même pas du tout colorés; ils forment alors une masse légèrement grenue d'un volume plus grand que les cylindres-axes ordinaires; en revanche, l'anneau érythrophile est bien conservé, ainsi que les parties avoisinantes incolores de la gaîne de myéline. Dans les préparations par l'hématoxyline d'après la méthode de M. Weigert, le cercle noir est bien conservé, même quand les fibres nerveuses sont altérées, tandis que les cylindres-axes forment une masse légèrement grenue et sont colorés en jaune très clair. Dans les préparations colorées par la fuchsine-acide on trouve aux mêmes endroits que dans les autres et en nombre à peu près égal, des fibres nerveuses ayant à leur centre des points rouge-foncé légèrement nuancés de bleu, qui tranchent nettement sur leur entourage. A un fort grossissement on voit que ce sont des masses grenues d'un volume bien supérieur à celui des cylindres-axes ordinaires. Cependant, entre eux et l'anneau érytrophile, en général bien conservé, on trouve souvent un anneau incolore, plus ou moins mince. Voyez la fig. 5 [1], représentant une pré-

1. Voir la note p. 72.

paration du renflement cervical et comprenant une partie des cordons postérieurs et les parties adjacentes du cordon latéral du côté opéré (Zeiss C. oc. 3, 195 diamètres), ainsi que la fig. 3, représentant une portion altérée du cordon postérieur de la même préparation (Zeiss K. Oc. 3, 1045 diamètres). — Dans les préparations non colorées on voit quelques cylindres-axes peu nettement distincts, grenus, quelquefois un peu brillants.

EXPÉRIENCE XI.

Hémisection à gauche, au niveau de la 10e vertèbre dorsale.

vécu 5 jours.   27 *avril* 1885. — Chien de petite taille.

28 *avril.* — Patte postérieure gauche complètement paralysée; la droite paraît un peu faible quand on place le chien debout.

29 *avril.* — La patte postérieure gauche pend inerte, la droite se meut librement.

2 *mai.* — Quand on place l'animal debout, il appuie, mais très peu, sa patte postérieure gauche. On le tue.

A l'autopsie on trouve la plaie en partie guérie; les méninges sont légèrement adhérentes à la plaie de la moelle. La moelle est mise dans le liquide de Muller.

Examen microscopique. —. La section, dépassant la ligne médiane a entamé les cordons antérieur et postérieur droits. Le canal central, jusqu'à 1—2 centim. des deux côtés de la lésion, est élargi et rempli de globules du sang; de même il y a une infiltration abondante de globules rouges dans les tissus environnants, surtout dans les parties en arrière du canal. Les altérations des deux côtés de la plaie sont à peu près les mêmes que dans les deux cas précédents, sauf qu'il y a ici plus de globules rouges et aussi un plus grand nombre de renflements des cylindres-axes que dans l'avant-dernière expérience; ils sont aussi plus grands et ils se rencontrent jusqu'à une plus grande distance de la place de section. Les lacunes et les noyaux sont aussi un peu plus nombreux dans ce cas.

Les coupes transversales faites, soit à 1 centim. au dessus de la section, soit dans la région cervicale, révèlent dans le cordon postérieur un plus grand nombre de fibres nerveuses altérées que dans les cas précédents. Il n'y a pas d'altérations évidentes dans les faisceaux cérébelleux des cordons latéraux. Au-dessous de la section, surtout dans la partie antéro-interne des cordons antérieurs et dans la partie postérieure du cordon latéral du côté opéré, il y a quelques fibres nerveuses légèrement altérées; leurs cylindres-axes sont peu ou point colorés, quelquefois un peu grenus, et d'un plus grand volume qu'à l'état normal. Dans les préparations colorées par la fuchsine-acide, ces cylindres-axes se détachent nettement en rouge-foncé; ils sont encore bien plus grands, et quelques-uns sont le siège d'une dégénération granuleuse. Dans ces préparations on peut voir aussi dans la partie postéro-externe du cordon latéral du côté opposé (mais pas dans le voisinage immédiat de la corne postérieure), un petit nombre de fibres dont le centre est coloré en rouge-foncé; dans les autres préparations, cette altération du cordon latéral opposé n'était pas aussi visible. — On pouvait suivre l'altération au-dessous de la section jusqu'au renflement lombaire.

EXPÉRIENCE XII.

Hémisection à gauche, au niveau de la 10e vertèbre dorsale.

15 *mai* 1885. — Chien de grande taille.   vécu 6 jours.

16 *mai.* — La patte postérieure gauche entièrement paralysée; la droite n'appuie pas bien quand on place l'animal debout. La sensibilité est peut-être un peu plus prononcée du côté gauche, sans toutefois que cette différence soit bien évidente.

21 *mai.* — La patte postérieure droite se meut librement; l'animal paraît pouvoir s'appuyer un peu sur sa patte postérieure gauche quand on le place sur ses quatre membres, mais il ne peut pas s'en servir pour marcher. On le tue.

A l'autopsie, la plaie est nette et en partie guérie. On met durcir la moelle dans le bichromate d'ammoniaque.

Examen microscopique. — L'instrument a touché un peu les cordons antérieur et postérieur du côté opposé. Les altérations du cordon postérieur au-dessus de la plaie sont à peu près les mêmes que dans les expériences précédentes. Toutefois, dans les préparations colorées par la fuchsine-acide, on voit quelques fibres altérées, au centre desquelles manque la masse rouge-foncé et dont le cylindre-axe est presque incolore, légèrement grenu et ne se détache pas nettement sur la myéline environnante. Dans les cordons antéro-latéraux au-dessous la plaie, l'altération paraît à peu près aussi peu avancée que dans le cas précédent; on y trouve aussi des indices d'altérations dans le cordon latéral du côté opposé. Dans la partie périphérique postérieure du cordon latéral du côte opéré, et sur toute son étendue au-dessus de la lésion, on trouve quelques fibres altérées assez semblables à celles qui sont au-dessous de la section.

Dans les préparations faites à 1 centim. à peine au-dessous de la plaie, on voit, dans le cordon cunéiforme du cordon postérieur gauche, une étroite zone de dégénération commençant près de la commissure postérieure, s'étendant en arrière parallèlement à la corne postérieure et puis se recourbant un peu en dehors de manière à figurer une virgule, mais sans atteindre la périphérie (voyez la fig. G, dessinée d'après une préparation à la fuchsine-acide d'une coupe prise à environ 1 centim. au-dessous de la plaie. Zeiss A, Oc. 3, 71 diamètres). A un demi-centimètre plus bas, cette zone ne s'étend plus si loin en arrière et elle est plus étroite: à deux centimètres au-dessous de la lésion, on n'en voit presque plus trace.

EXPÉRIENCE XIII.

Hémisection à gauche, au niveau de la 10ᵉ vertèbre dorsale.

vécu 7 jours.

22 *novembre* 1883. — Chien de petite taille, opéré dans la matinée. Quelques heures après, la patte postérieure gauche semble complètement paralysée; les deux pattes postérieures sont un peu rigides; la sensibilité est évidemment diminuée.

26 *novembre.* — L'animal s'appuie un peu sur sa patte postérieure gauche quand on le place debout; la droite se meut librement.

29 *novembre.* — Il s'appuie bien sur sa patte gauche, mais ne peut pas s'en servir pour marcher. On le tue. La moelle est mise dans le liquide de Muller.

Examen microscopique. — L'hémisection est parfaite, à cela près que l'instrument a effleuré le cordon postérieur droit. Dans la plaie même il y a un grand nombre de petites cellules, un peu de globules du sang, des débris de fibres nerveuses et une masse grenue dans un réseau de fibrilles. Jusqu'à environ un demi-centimètre des deux côtés de la section, on trouve un grand nombre de lacunes, des noyaux, quelques globules rouges, des cylindres-axes gonflés et une grande abondance de renflements, le plus souvent un peu fusiformes dans les coupes longitudinales, presque homogènes, un peu jaunâtres et bien colorables, atteignant souvent un diamètre de 40 à 50 μ en largeur. On en voit un certain nombre se confondre, quelquefois des deux côtés, immédiatement avec des cylindres-axes colorés de la même nuance; dans les coupes longitudinales, on peut trouver deux ou plusieurs de ces renflements disposés en chapelet; dans quelques-uns d'entre eux on voit des vacuoles. On en trouve en petit nombre et d'un volume beaucoup plus petit dans les parties non coupées immédiatement adjacentes à la plaie. (Voyez la fig. 4, représentant une préparation, colorée par le bleu d'aniline, d'une coupe longitudinale prise dans la région de la plaie. 145 diamètres.)

Sur toute l'étendue du cordon postérieur, au-dessus de la plaie, il y a des fibres nerveuses altérées, ordinairement un peu élargies, en beaucoup plus grand nombre que, par exemple, dans l'expérience X. La masse grenue qui en occupe le centre et qui se distingue souvent peu nettement de son entourage, est peu ou point colorée et occupe une grande partie de la coupe transversale de la fibre nerveuse. Ainsi, dans les préparations colorées par la fuchsine, l'anneau incolore qui sépare cette masse de l'anneau érytrophile est, quand il existe, extrêmement mince ; l'anneau érythrophile aussi est souvent plus mince que dans les fibres saines. De même dans les préparations colorées par l'hématoxyline, le cercle périphérique noir, plus mince qu'à l'état normal, circonscrit souvent immédiatement la masse grenue, jaune-clair, du centre.

Dans les préparations colorées par la fuchsine-acide, les masses rouge-foncé sont très grandes, occupant quelquefois toute la coupe transversale de la fibre nerveuse; le plus souvent cependant, l'anneau érytrophile est bien conservé. Voyez la fig. 9 [1], dessinée d'après une préparation d'une coupe prise dans le renflement cervical et comprenant une partie des cordons postérieurs, ainsi que les parties adjacentes du cordon latéral du côté opéré (Zeiss D, Oc. 2. 230 diamètres). Cette figure montre entre autres qu'il y a dans ces préparations un certain nombre de fibres nerveuses où les points rouge-foncé sont remplacés par une masse presque homogène ou très peu grenue, d'une nuance rose-clair ou tout-à-fait incolore.

Au-dessous de la section il y a, dans la partie antéro-interne du cordon antérieur gauche, un groupe de tubes altérés, mais dans lesquels toujours au moins la partie érythrophile de la myéline est conservée. Voyez la fig. 7, d'après une préparation par l'hématoxyline de la partie supérieure du renflement lombaire, et comprenant les angles antéro-internes des cordons antérieurs des deux côtés (Zeiss D, Oc. 3. 320 diamètres). Dans le reste des cordons antéro-latéraux il y a aussi des tubes nerveux altérés, mais disséminés, un peu plus nombreux dans la moitié postérieure du cordon latéral, sans

1. Voir la note p. 74.

pourtant atteindre la périphérie dans la région dorsale. On peut suivre en bas jusqu'au renflement lombaire ces altérations, c. à. d. celles de l'angle antéro-interne du cordon antérieur et de la partie postérieure du cordon latéral. Dans ce dernier elles se rapprochent davantage de la périphérie, sans pourtant s'étendre en arrière jusqu'à la corne postérieure. Quant aux fibres altérées, encore plus éparses, des autres parties du cordon antéro-latéral, on ne peut pas les suivre si bas.

Au-dessus de la lésion, on trouve aussi quelques fibres altérées dans le cordon latéral, surtout dans sa partie périphérique et particulièrement dans son angle postérieur, près de la corne postérieure. Mais l'altération n'y est pas avancée. Ainsi, dans les préparations colorées par la fuchsine-acide, les points rouge-foncé au centre des tubes nerveux sont plus petits que dans les cordons postérieurs : en effet, entre eux et l'anneau érythrophile il reste le plus souvent un étroit espace incolore. Voyez fig. 8 (Zeiss aa, Oc. 2. 30 diamètres) et fig. 9.

On peut découvrir çà et là, dans les préparations colorées par le bleu d'aniline, au centre de quelques tubes isolés, une masse faiblement colorée en bleu, d'un volume beaucoup plus grand qu'un cylindre-axe ordinaire, et qui, à un examen attentif, se montre composée de deux couches concentriques, dont la couche extérieure est la plus faiblement colorée.

On voit aussi quelques lacunes éparses çà et là dans les parties altérées.

EXPÉRIENCE XIV.

Hémisection à gauche au niveau de la 9e vertèbre dorsale.

vécu 10 jours. 8 *mai* 1884. — Chien de taille moyenne. Quelques heures après l'opération, les deux pattes postérieures sont paralysées et la sensibilité très diminuée.

9 *mai.* — Les deux pattes postérieures sont paralysées, mais la droite, moins; la sensibilité est plus prononcée dans la patte postérieure gauche.

14 *mai.* — La patte postérieure droite se meut librement; la gauche est complètement paralysée.

18 *mai.* — L'animal peut s'appuyer un peu sur sa patte postérieure gauche quand on le place debout. La plaie est guérie. L'animal est tué, et sa moelle mise dans le liquide de Muller.

Examen microscopique. — La section a entamé les cordons antérieur et postérieur à droite et coupé la plus grande partie de la substance grise. Dans la plaie même il y a un grande nombre de noyaux, soit ronds, soit fusiformes, ces derniers dans le sens transversal, et un commencement de tissu fibrillaire en formation. Au-dessus de la lésion, on trouve dans les cordons postérieurs un petit nombre de tubes altérés dans toute leur épaisseur et où l'anneau érythrophile n'existe plus. Dans les préparations colorées par la fuchsine-acide, on voit un certain nombre de tubes où les points rouge-foncé sont remplacés par une masse presque incolore, légère-, ment grenue. Dans les cordons latéraux au-dessus de la section surtout dans la moitié postérieure de leur partie périphérique, ainsi que dans les cordons antéro-latéraux au-dessous de la lésion, il y a un plus grand nombre de fibres nerveuses altérées que dans les cas précédents. Cependant l'anneau érythrophile est encore le plus souvent intact dans les préparations par la fuchsine ou la fuchsine-acide, ainsi que le cercle noir périphérique dans les préparations colorées par l'hématoxyline.

EXPÉRIENCE XV.

Hémisection à gauche, au niveau de la 10ᵉ vertèbre dorsale.

13 *janvier* 1885. — Chien de moyenne taille. Quelques heures vécu 14 jours. après l'opération, la patte postérieure gauche est paralysée et rigidement tendue; la droite est faible, l'animal ne peut pas bien s'appuyer dessus; peu de différence dans la sensibilité, qui est peut-être un peu plus prononcée dans la patte postérieure gauche que dans les autres. Au toucher, la patte postérieure gauche paraît plus chaude que la droite. Les réflexes tendineux un peu exagérés du côté gauche.

14 *janvier*. — La patte postérieure gauche est complètement paralysée, tendue et un peu raide. La sensibilité est décidément plus prononcée dans la patte postérieure gauche. Température (entre les orteils) : patte postérieure gauche 37°,5, droite 35°, pattes antérieures 34°.

16 *janvier*. — La patte postérieure droite se meut librement : l'animal peut s'appuyer sur sa patte postérieure gauche quand on le place debout, mais ne peut pas s'en servir pour marcher. La sensibilité paraît exagérée dans la patte postérieure gauche. Température : patte postérieure gauche 36°, droite 32°,5, pattes antérieures 33° à 34°.

20 *janvier*. — Quand on place l'animal sur ses quatre membres, il s'appuie bien sur sa patte postérieure gauche, mais elle pend presque inerte quand il essaie de marcher. Température : patte

postérieure gauche 37°,5, droite 37°, pattes antérieures 36° à 36°,5. Sensibilité plus prononcée du côté gauche.

27 janvier. — En marchant, l'animal se sert un peu de sa patte postérieure gauche, laquelle cependant traîne beaucoup et fléchit souvent. La plaie est complètement guérie. L'animal est tué.

A l'autopsie on trouve les méninges adhérentes à l'endroit de la section de la moelle.

Examen microscopique. — La section a dépassé la ligne médiane; presque tout le cordon postérieur droit, une partie de la substance grise et la partie postéro-interne du cordon antérieur à droite ont été coupés. A l'endroit même de la section, un fin réseau fibrillaire et une abondance de noyaux ronds et fusiformes; ces derniers dirigés dans le sens transversal. Le canal central est un peu élargi des deux côtés de la section et rempli de sang. Jusqu'à ½ — 1 centim. des deux côtés de la lésion, on trouve dans les préparations longitudinales de nombreuses lacunes, beaucoup de globules rouges, des vaisseaux sanguins remplis, un peu de noyaux, des cylindres-axes gonflés et des renflements circonscrits dont on peut voir quelqefois les prolongements se continuer dans un cylindre-axe; dans plusieurs de ces masses, qui sont quelquefois d'un aspect un peu grenu, on voit des vacuoles plus ou moins grandes.

Dans les parties altérées des préparations transversales, aussi bien au-dessous qu'au-dessus de la lésion, on trouve, surtout dans les cordons postérieurs, un certain nombre de fibres où, dans les préparations colorées par la fuchsine, l'anneau érythrophile est très mince ou même complètement détruit, de sorte que toute la coupe du tube nerveux présente une masse légèrement translucide, incolore ou rose très pâle, d'un aspect un peu grenu. De même, dans les préparations colorées par l'hématoxyline, souvent toute la coupe des fibres nerveuses altérées, généralement très élargies, est occupée par une masse un peu grenue, d'un jaune très pâle, et le cercle noir périphérique est extrêmement mince. Dans les préparations par la fuchsine-acide, souvent tout le diamètre des tubes altérés est occupé par une masse grenue, rouge-foncé, mais il y a dans ces préparations aussi un grand nombre de fibres altérées où les points rouge-foncé, sont disparus et remplacés par une masse légèrement grenue, incolore ou rose très pâle, semblable à celles qu'on voit dans les préparations colorées par la fuchsine. — Spécialement dans les cordons postérieurs, il semble que quelques-uns des points d'entre-croisement des fibres soient un peu gonflés et un peu plus fortement colorés.

Dans la partie périphérique postérieure du cordon latéral à gauche, au-dessus de la lésion, de même que dans l'angle antéro-interne du cordon antérieur au-dessous, on trouve un groupe un peu compacte de tubes altérés. — Dans le cordon latéral à droite, au-dessous de la section, dans sa moitié postérieure (externe) sans aller jusqu'à la corne postérieure, ni jusqu'à la périphérie dans la région dorsale, il y a quelques fibres altérées, qu'on peut suivre en bas à peu près aussi loin que les fibres correspondantes du côté opéré, c. à. d. jusque dans le renflement lombaire.

EXPÉRIENCE XVI.

Hémisection à gauche, au niveau de la 10ᵉ vertèbre dorsale.

2 *mars* 1884. — Chien de petite taille. — Quelques heures vécu 20 jours. après l'opération, les deux membres postérieurs sont paralysés et rigidement tendus. La sensibilité est diminuée dans les pattes postérieures.

3 *mars.* — La patte postérieure gauche est complètement paralysée, la droite, presque complètement.

13 *mars.* — L'animal, dont la patte postérieure gauche est encore paralysée, peut se servir assez bien de la droite pour se tenir debout et se mouvoir.

22 *mars.* — La patte postérieure droite appuie bien et se meut librement; l'animal peut s'appuyer un peu sur sa patte postérieure gauche quand on le place debout. La plaie est parfaitement guérie. L'animal est tué. La moelle mise dans le liquide de Muller.

Examen macroscopique. — Sur une étendue de quelques centimètres au-dessus de la section, les cordons postérieurs paraissent d'une nuance un peu plus claire, sauf sur les bords; cette zone plus claire se rétrécit à mesure qu'on s'éloigne de la lésion de façon que dans la région cervicale, il n'y a plus que la partie postéro-interne la plus voisine du sillon postérieur qui ait cette nuance.

Examen microscopique. — La section a tranché toute la substance grise et les cordons antérieur et postérieur à droite; elle a aussi entamé la partie la plus interne du cordon latéral droit. Au lieu même de la lésion, un tissu fibrillaire, contenant des noyaux abondants.

Les altérations dans les environs immédiats de la plaie sont à peu près les mêmes que dans le cas précédent, sauf qu'il n'y a presque pas de globules rouges. Dans la région ordinaire des cordons postérieurs au-dessus de la section, presque toutes les fibres nerveuses sont altérées, et le plus souvent dans toute, ou presque toute, leur épaisseur : ainsi l'anneau érythrophile est ou très mince, ou disparu, dans les préparations colorées par la fuchsine, de même que le cercle noir périphérique dans les préparations par l'hématoxyline, et la coupe des tubes nerveux présente le même aspect que dans l'expérience précédente. Dans les préparations colorées par la fuchsine-acide, les points rouge-foncé sont relativement peu nombreux et petits, et ne sont pas entourés d'un anneau érythrophile, la plupart des tubes altérées ayant le même aspect que dans les préparations par la fuchsine. Quelle que soit la substance colorante, on voit un certain nombre de points d'entre-croisement des fibres légèrement gonflés et plus fortement colorés que dans les parties saines.

Çà et là on trouve des corpuscules amyloïdes isolés. Dans les préparations colorées par le violet de méthyle ou de gentiane, on voit toutes sortes de stades intermédiaires entre les fibres altérées et ces corpuscules.

Dans le cordon latéral gauche, au-dessus de la lésion, on rencontre un groupe compact de fibres altérées de la même manière que dans le cordon postérieur ; ce groupe forme une zone étroite le long de la périphérie, commençant à la corne postérieure et s'étendant jusqu'à la moitié environ du cordon latéral ; là il se perd peu à peu, les fibres altérées étant de plus en plus entremêlées de fibres saines. C'est un peu en arrière de la moitié de sa longueur que cette zone est le plus large. Elle continue aussi en dedans, mais moins compacte, jusqu'au tiers ou au quart environ de l'*apex cornu posterioris*. Il y a en outre des fibres altérées, disséminées çà et là. Plus on s'élève au-dessus de la lésion, plus cette zone compacte se rétrécit et se réduit à sa partie postérieure voisine de la périphérie et de la corne postérieure.

Au-dessous de la section, dans la région dorsale, ce n'est que dans les parties antéro-internes des cordons antérieurs qu'on trouve des fibres altérées réunies en groupe ; ailleurs elles sont éparses dans les cordons antéro-latéraux (sauf le cordon latéral droit), un peu plus nombreuses dans la moitié postérieure du cordon latéral gauche, sans pourtant atteindre la périphérie, dont elles sont séparées par une zone saine à peu près égale en largeur à la zone dégénérée au-dessus de la lésion. Au niveau du renflement lombaire on peut encore constater la présence de fibres altérées dans la partie antéro-interne des cordons anté rieurs et dans la partie postérieure du cordon latéral gauche, où elles tou-

chent à la périphérie, mais en arrière n'atteignent pas la corne postérieure. — Il y a des lacunes éparses çà et là.

EXPÉRIENCE XVII.

Hémisection à gauche, au niveau de la 11e vertèbre dorsale.

22 *novembre* 1883. — Chien de moyenne taille.   vécu 35 jours.

23 *novembre*. — La patte postérieure gauche est complètement
paralysée; la droite se meut librement. Pas de différence sensible
entre les membres postérieurs quant à la sensibilité. Les réflexes
tendineux paraissent un peu exagérés du côté gauche.

25 *novembre*. — Quand on place l'animal sur ses quatre
membres, il s'appuie un peu sur sa patte postérieure gauche, mais
ne peut pas s'en servir pour marcher.

1 *décembre*. — En marchant, l'animal se sert un peu de sa
patte postérieure gauche, qui toutefois traîne beaucoup et fléchit
souvent.

10 *décembre*. — L'animal marche passablement, bien qu'en
traînant la patte postérieure gauche; il saute et court un peu et
commence à pouvoir marcher sur les pattes de derrière seules quand
on le soulève par celles de devant. La plaie est guérie.

20 *décembre*. — L'animal marche bien, court et saute assez
librement, mais avec une évidente incertitude dans les mouvements
de la patte postérieure gauche, qui fléchit souvent.

27 *décembre*. — A la marche, on ne remarque presque plus
rien d'anormal. Dans les mouvements rapides et quand l'animal
marche sur les pattes de derrière seules, la patte gauche est encore
incertaine et fauche. L'animal est tué. On met de petits tronçons de
la moelle dans les liquides de M. Flemming : acide chromique 0,25,
acide osmique 0,1, acide acétique 0,1 pour 100 d'eau, et : acide chromique 0,2, acide acétique 0,1 p. 100 d'eau; et aussi dans acide
osmique 2 p. 100; le reste dans le liquide de Muller.

Examen macroscopique. — Jusqu'à quelques centimètres au-dessus
de la plaie le cordon postérieur gauche, sauf la partie externe contiguë
à la corne postérieure, et la partie la plus voisine du sillon postérieur du cordon droit, tranche par une couleur jaune-clair; puis cette
zone va en diminuant peu à peu, de sorte que dans la région cervicale la partie postéro-interne à côté du sillon a seule cette couleur.

Examen microscopique. — L'hémisection a été presque parfaite,
sauf que le cordon postérieur droit a été effleuré. La plaie est complètement cicatrisée, remplie d'un tissu fibrillaire avec de nombreux

noyaux ; ce tissu forme en partie comme une continuation de la pie-mère et pénètre par le travers dans la cicatrice. Dans les environs immédiats de la section, des deux côtés, il y a des noyaux, des lacunes, et quelque renflements de cylindres-axes, bien que petits pour la plupart, souvent grenus et contenant des vacuoles.

Dans les préparations de différentes portions de la moelle prises au-dessus de la lésion, on trouve presque toutes les fibres altérées, et généralement sur toute leur épaisseur, dans les parties altérées des cordons postérieurs et de la partie périphérique postérieure du cordon latéral. Ainsi, dans les préparations colorées par la fuchsine, on ne trouve plus d'anneau érythrophile, et toute la coupe de la fibre forme une masse incolore ou rose-pâle, translucide, légèrement grenue, et qui ne se détache pas nettement sur la névroglie environnante. — Dans les préparations colorées par la fuchsine-acide, on ne trouve de masses rouge-foncé que dans un petit nombre de tubes, encore sont-elles très petites et n'occupent qu'une partie de la coupe du tube. Toutes les autres altérations ont à peu près le même aspect que dans les préparations par la fuchsine ; voyez la fig. 10, dessinée d'après une coupe de la moelle prise dans le renflement cervical. (Zeiss D, Oc. 3. 320 diamètres.) — La névroglie, ou proprement un certain nombre de points d'entre-croisement des fibres, sont gonflés et souvent plus fortement colorés ; dans plusieurs d'entre eux on peut découvrir deux noyaux, plus ou moins ovales, semblables à ceux qui se trouvent en ces endroits à l'état normal.

Dans les préparations, colorées par différents réactifs, de morceaux de moelle durcis dans les liquides de M. Flemming, j'ai quelquefois, dans les noyaux des points d'entre-croisement gonflés constaté des figures se rapprochant plus ou moins des formes en peloton ou en étoile ou même des noyaux filles.

Il y a çà et là des corpuscules amyloïdes ; on peut aussi rencontrer quelques corps granuleux dans les préparations par l'acide osmique le long des vaisseanx.

Dans les préparations de coupes prises au-dessous de la section, on ne trouve guère les tubes altérés réunis en groupe que dans la partie antéro-interne du cordon antérieur ; ailleurs ils sont disséminées çà et là, plus nombreux pourtant daus la moitié postérieure du cordon latéral ; là, comme dans les parties citées tout-à-l'heure du cordon antérieur, on peut suivre les fibres altérées jusque dans le renflement lombaire.

EXPÉRIENCE II (suite)

(voir page 31).

Examen microscopique. — Dans les préparations de coupes vécu 72 jours. transversales prises au-dessus de la section, les fibres nerveuses des parties les plus dégénérées sont presque toutes complètement altérées sur toute leur épaisseur, de sorte que le tout forme une masse composée de fibrilles et de granules où il est souvent difficile, surtout à un faible grossissement, de distinguer les débris de tubes nerveux de la névroglie, qui est un peu épaissie; cela est surtout le cas pour les préparations colorées par l'hématoxyline, où tout est d'une nuance jaunâtre unie, à l'exception de quelques tubes nerveux plus ou moins intacts, qui, à un faible grossissement, paraissent comme des points noirs. Voyez la fig. 11, représentant une préparation prise dans la partie supérieure de la moelle dorsale (Zeiss aa, Oc. 3. 41 diamètres). Dans les préparations colorées par la fuchsine-acide, il n'y a presque plus de points rouge-foncé, et ceux qu'on découvre encore sont très petits. — Il y a aussi un peu d'augmentation des noyaux, mais c'est surtout dans les points d'entre-croisement des fibres qu'on peut en découvrir.

On rencontre aussi des corpuscules amyloïdes.

Dans les préparations de coupes prises au-dessous de la section les fibres altérées sont éparses, sauf dans l'angle antéro-interne du cordon antérieur, où elles sont un peu plus groupées.

On voit çà et là quelques lacunes.

EXPÉRIENCE VIII (suite)

(voir page 42).

Les altérations histologiques sont les mêmes que dans le cas vécu 75 jours. précédent. Quant à la topographie, il y a dans les deux cordons postérieurs au-dessous de la lésion une zone étroite de dégénération descendant à environ un centimètre et demi. Cette zone commence un peu en arrière de la commissure postérieure et s'étend en arrière dans les cordons cunéiformes, parallèlement aux cornes postérieurs, sans aller jusqu'à la périphérie.

EXPÉRIENCE I (suite)

(voir page 29).

Examen macroscopique. — Après durcissement préalable on vécu 106 jours. voit au-dessus de la section la partie postéro-interne du cordon postérieur gauche, la partie la plus voisine du cordon postérieur droit et la partie périphérique postérieure du cordon latéral gauche se différencier par une couleur jaune-clair. Au-dessous, la partie antéro-interne du cordon antérieur et une partie limité, de la partie postérieure du cordon latéral dans la moelle dorsale ont une nuance un peu plus claire que leur entourage.

Examen microscopique. — Les altérations histologiques sont à peu près les mêmes que dans les deux cas précédents, sauf que la névroglie est plus évidemment épaissie. Dans les préparations colorées par la fuchsine-acide, on ne trouve plus guère de points rouge-foncé. De plus, il y a ici, dans la moitié postérieure du cordon latéral droit, des fibres isolées dégénérées, correspondant à celles qu'on trouve dans le cordon latéral gauche; on peut suivre cette altération jusque dans le renflement lombaire, où ces fibres occupent une portion limitée de la périphérique postérieure, sans pourtant atteindre la corne postérieure. Il n'y a aucune altération visible dans les colonnes de Clarke, ni dans la corne antérieure au-dessus et au-dessous de la lésion.

<h3 style="text-align:center">EXPÉRIENCE VI (suite)</h3>

(voir page 88).

vécu 5 mois.　　*Examen microscopique.* — A ¹/₂ centim. des deux côtés de la plaie complètement cicatrisée, on peut encore rencontrer çà et là de petits renflements de cylindres-axes, ainsi que des cylindres-axes simplement gonflés. La névroglie est un peu épaissie.

Dans la masse de fibrilles et de granules dont les parties les plus altérées se composent dans les coupes faites au-dessus de la lésion, on peut distinguer çà et là, à un fort grossissement, les limites entre les tubes nerveux dégénérés et la névroglie épaissie. Les quelques tubes plus ou moins intacts qu'on rencontre encore sont très étroits et comme comprimés. Dans les préparations colorées par la fuchsine-acide, on ne découvre plus de points rouge-foncé. On trouve dans les parties altérées, en les comparant avec les parties saines, une légère augmentation du nombre des noyaux. Les corpuscules amyloïdes sont abondants; en revanche on ne trouve que çà et là, et rarement, des corps granuleux. En comparant un grand nombre de préparations colorées par l'hématoxyline et prises aussi bien au-dessus qu'au-dessous de la lésion, il semble qu'il y ait dans les premières une légère altération des colonnes de Clarke du côté gauche; l'altération consiste en ce que les fibres à gaîne de myéline de la colonne de gauche semblent moins nombreuses que dans celles de droite, et que les cellules sont un peu atrophiées;

pourtant la colonne de Clarke à gauche contient beaucoup plus de ces fibres que la substance grise euvironnante.

EXPÉRIENCE VII (suite)

(voir page 41).

Examen macroscopique. — Au-dessus de la section, dans la vécu 6 mois partie supérieure de la moelle cervicale, le cordon postérieur gauche, sauf la partie externe, contiguë à la corne postérieure, et la partie interne, à côté du sillon postérieur, du cordon droit, ainsi que la partie périphérique postérieure du cordon latéral, ont une couleur jaune-clair. Au-dessous de la section, dans la région cervicale inférieure et dans la partie supérieure de la moelle dorsale, on voit une zone d'altération bien distincte, affectant sur la coupe transversale la forme d'une poire dont la queue serait dirigée en avant; cette zone occupe la partie centrale du cordon latéral gauche ; elle se distingue par sa nuance jaune-clair. A mesure qu'on descend le long de la moelle, cette zone diminue par sa partie la plus étroite ainsi; dans la partie inférieure de la moelle dorsale, elle ne constitue plus guère qu'un point très légèrement nuancé de jaune dans la partie postérieure du cordon latéral ; dans le renflement lombaire on ne distingue plus rien.

Examen microscopique. — Les altérations histologiques sont à peu près les mêmes que dans l'expérience précédente, mais les circonstances topographiques sont un peu différentes. Ainsi dans la région supérieure de la moelle cervicale, l'altération s'étend presque sur toute l'épaisseur du cordon postérieur gauche et la partie avoisinante du cordon droit; dans la partie périphérique du cordon latéral, elle va jusqu' à environ la moitié de ce cordon. Au-dessous de la section, les tubes altérés sont passablement disséminés ; ce n'est que dans l'angle antérieur du cordon antérieur et dans la partie postérieure du cordon latéral, qu'ils sont un peu plus réunis en groupes dans la partie supérieure de la moelle; pourtant on peut suivre quelques fibres dégénérées en bas jusque dans le renflement lombaire ; là elles occupent dans le cordon latéral une zone limitée, près de la périphérie et qui ne s'étend pas en arrière jusqu'à la corne postérieure. On ne remarque pas d'altérations dans le cordon latéral à droite, ni dans les cornes antérieures, ni dans les colonnes de Clarke.

EXPÉRIENCE III (suite)

(voir page 35).

Examen microscopique. — Des deux côtés de la plaie cicatrisée vécu 8 mois on trouve un petit nombre de renflements de cylindres-axes, très petits, la plupart en voie de dégénération granuleuse. La névroglie est visiblement épaissie.

Dans les coupes prises au-dessus de la section on voit dans les parties altérées, surtout dans le cordon postérieur, un commencement d'atrophie et de racornissement; ces parties sont formées d'une masse uniformément composée de fibrilles et de granules, dans laquelle les fragments et débris de tubes détruits, mais non encore résorbés, ne se distinguent pas bien de la névroglie épaissie; les quelques tubes qui y subsistent encore sont très étroits. On voit dans cette masse des fibres épaissies du tissu conjonctif qui se prolongent à une petite distance dans les parties saines environnantes. Il y a une augmentation évidente, pourtant pas grande, de noyaux, et abondance de corpuscules amyloïdes.

En comparant un grand nombre de coupes prises au-dessus de la section et colorées soit par l'hématoxyline, soit par la fuchsine et la fuchsine-acide (celles-ci donnant cependant des images moins nettes), on constate une différence positive entre les colonnes de Clarke des deux côtés : celles du côté gauche ne sont pas aussi nettement limitées; il y a aussi diminution sensible des fibres à gaîne de myéline du côté gauche, qui en contient pourtant davantage que la substance grise environnante; les cellules nerveuses sont aussi moins nombreuses de ce côté et beaucoup d'entre elles sont visiblement atrophiées. Au-dessous de la section, la différence entre les colonnes de Clarke n'est pas évidente; en revanche le nombre des cellules nerveuses paraît diminué dans la corne antérieure du côté opéré; quelques-unes sont un peu atrophiées, ou fortement grenues, de façon que le noyau ne se distingue pas nettement.

La comparaison des cas de différentes époques fait voir avec évidence la première évolution et la marche de la dégénération secondaire. L'observation des cas de date récente porte décidément à admettre l'opinion la plus répandue, que les altérations morbides ont leur origine et leur siège principal dans les éléments nerveux, et qu'on ne doit pas y voir avec M. Westphal un processus analogue à la marche d'une inflammation qui se propagerait par le tissu conjonctif entourant les éléments nerveux. Le peu fondé de cette théorie a été abondamment démontré; M. Flechsig, entre autres, l'a combattue par des raisons irréfutables [1], et conformes, du reste, aux idées de Türck sur cette matière.

Mes expériences m'ont amené à la conviction que, contrairement à l'opinion généralement reçue jusqu'à ces derniers temps, c'est dans les cylindres-axes que se montrent les premières altérations, et que les cylindres-axes sont par conséquent le point de départ ou d'origine de la dégénération secondaire. Cette opinion, que j'avais émise déjà en 1882 à la suite d'observations de cas de dégénération secondaire chez l'homme, se fonde, en résumé, sur les raisons suivantes :

Chez les animaux ayant vécu seulement trois à cinq jours après l'opération, ou bien le cylindre-axe des tubes attaqués était seul altéré, ou bien, quand la myéline l'était aussi, ce n'en était que la couche contiguë au cylindre-axe altéré; dans les cas un peu plus anciens (jusqu'à 14 jours, par exemple), il y avait encore des tubes où le cylindre-axe était seul altéré, d'autres (la plupart) où la myéline l'était aussi, souvent dans toute son épaisseur, mais aucun où la myéline le fût seule; on ne constate des indices certains d'altération de la névroglie qu'environ vingt jours après l'opération.

Ces altérations des cylindres-axes se traduisent par la tuméfaction et la décomposition en granules, ainsi que par l'impuissance à se colorer par les substances ordinaires, tandis qu'ils le sont très fortement par la fuchsine-acide.

Quant à la cause de la dégénération ascendante et descendante, on ne peut rien encore affirmer positivement. M. Vulpian avait cru d'abord y voir un processus irritatif, se propageant par les fibres nerveuses à partir d'une lésion primaire; mais il revint bientôt lui-même de cette opinion, quand il se fut convaincu qu'on pouvait provoquer ces lésions par de simples sections médullaires chez les animaux Restent en présence deux théories qui méritent d'être dis-

1. Voir : *Archiv der Heilkunde.* Bd. XVIII. p. 128. (1877.)

cutées. La première voit dans la dégénération secondaire la suite d'une simple inertie fonctionnelle résultant de l'interruption des voies conductrices; il faudrait présupposer alors qu'elle marche toujours dans le sens de la conductibilité physiologique; cette opinion avait déjà été énoncée par Türck. La seconde fait dépendre la dégénération secondaire de la suppression de l'action des cellules ou centres trophiques; c'est celle que soutient spécialement M. Bouchard. — Si l'on accorde aux cellules nerveuses, qui pourtant sont souvent en même temps les centres d'excitations fonctionnelles, une influence trophique sur les fibres qui en partent, on est porté à admettre cette opinion de M. Bouchard. En effet, la théorie de l'inertie fonctionnelle ne saurait expliquer les résultats d'une section des nerfs périphériques et des racines postérieures, cas où la loi de M. Waller a toute son application. Elle ne rend pas non plus compte du fait que les racines antérieures et les nerfs moteurs restent presque toujours complètement intacts, alors que les faisceaux pyramidaux sont dégénérés à la suite d'une lésion cérébrale ou médullaire. Enfin, si l'inertie fonctionnelle devait, à elle seule, rendre compte de la dégénération secondaire, les altérations histologiques de la moelle à la suite, par exemple, de l'amputation d'une extrémité devraient aussi être beaucoup plus considérables qu'elles ne sont.

Dans la théorie de M. Bouchard, il faudrait sans doute considérer les cellules pyramidales de la zone psychomotrice comme centres trophiques des fibres longues qui maintiennent la continuité entre le cerveau et les nerfs périphériques moteurs (correspondant aux faisceaux pyramidaux chez l'homme). Quant aux fibres commissurales, qui établissent des relations entre les différentes parties de la moelle et qui dégénèrent en bas, leurs centres trophiques seraient probablement leur point d'origine à leur extrémité supérieure, c'est-à-dire des cellules de la substance grise situées au-dessus de la section et en connexion avec ces fibres. Voilà pour la dégénération descendante.

Quant à la dégénération ascendante, si l'on considère d'une part la dégénération ascendante constatée chez l'homme ou provoquée chez les animaux dans les cordons postérieurs à la suite de section ou de lésions des racines postérieures ou de la queue de cheval, et analogue à la dégénération ascendante consécutive à une lésion médullaire, d'autre part les expériences bien connues sur les nerfs et les racines postérieures pour s'assurer de la direction de leur dégénération après les avoir coupés de l'un ou de l'autre côté du ganglion spinal, on doit être autorisé à considérer les ganglions spinaux comme centres trophiques des fibres qui, après section médullaire, dégénèrent en haut dans les cordons postérieurs, mais peut-être aussi la substance grise de la partie de la moelle située au-dessous de la section. Pour les fibres à dégénération ascendante dans les cordons latéraux, et correspondant aux faisceaux cérébelleux directs, on doit peut-être chercher leurs centres trophiques dans les cellules des colonnes de Clarke. Cette hypothèse est, en effet, rendue probable par les relations qu'on a cru constater entre ces faisceaux et les colonnes de Clarke[1].

Si l'on accepte cette théorie de la suppression d'une influence trophique comme cause de la dégénération secondaire, il semble tout naturel, déjà *a priori*, que ce soient les cylindres-axes, sortant directement des cellules, qui dégénèrent les premiers.

Les opinions, comme je l'ai dit déjà, sont divisées sur la question de savoir si la dégénération attaque du même coup les fibres dans toute leur étendue, ou si elle gagne de proche en proche à partir du lieu de la lésion. Pour ma part, mes expériences me paraissent prouver avec évidence que la dégénération est simultanée sur tout le trajet des fibres, soit de bas en haut, soit de haut en bas, ce qui s'accorderait bien avec la théorie de M. Bouchard : l'action trophique

1. Voir p. ex. FLECHSIG : Die Leitungsbahnen im Gehirn und Rückenmark. P. 294 et 297.

cesse évidemment en même temps pour toutes les parties séparées des centres. Dès le premier jour après l'opération, quand j'ai observé une dégénération un peu au-dessus de la section, j'ai toujours trouvé les mêmes altérations dans la partie supérieure de la moelle cervicale, et mes expériences ont porté sur beaucoup de cas des premiers jours. De même pour la dégénération descendante : on la constate en même temps et au même degré d'intensité sur tout le parcours des fibres qui dégénèrent en bas. Dans les cas un peu plus avancés, le résultat de mes observations a été le même : j'ai trouvé en même temps le même degré d'altération dans les parties les plus rapprochées et les plus éloignées de la section.

On peut déjà, comme je l'ai dit plus haut et comme le montre l'expérience, constater dès le troisième jour après l'opération les premiers indices d'altération dans quelques tubes des cordons postérieurs au-dessus de la plaie; puis le nombre des tubes altérés augmente peu à peu, de sorte qu'au bout de quelques semaines presque tous les tubes des parties les plus affectées sont en voie de dégénération. — Mais un fait très intéressant, et que personne encore n'a relevé, c'est que non seulement les différents tubes d'un même faisceau, mais aussi les différents faisceaux, ne s'altèrent pas en même temps, mais dans un certain ordre. Ainsi on constate la dégénération d'abord, trois ou quatre jours après l'opération, dans les cordons postérieurs, puis, au bout de cinq ou six jours, dans quelques tubes des cordons antéro-latéraux au-dessous de la lésion, enfin, au bout de six ou sept jours, dans les faisceaux cérébelleux directs. Comme on le voit, il ressort de ce qui précède le fait remarquable que la dégénération se montre d'abord dans les faisceaux où se trouvent les tubes les plus fins.

A l'altération des cylindres-axes s'ajoute presque immédiatement celle de la myéline : dix à douze jours après la section, la gaîne de myéline des tubes les premiers attaqués est altérée dans toute son épaisseur.

La question de la nature de la dégénération secondaire se pose ensuite, et l'on se trouve en présence de deux alternatives. Faut-il, selon l'opinion représentée principalement par M. Leyden [1], considérer la dégénération secondaire comme un processus essentiellement passif, une simple atrophie, où la névroglie ne jouerait qu'un rôle insignifiant, et qui par conséquent se différencierait nettement du processus sclérotique? Ou bien est-ce une affection qui n'est passive que dans son commencement, mais bientôt devient active, et cela précisément dans la névroglie, ce qui la rendrait analogue au processus sclérotique? Considérant que j'ai toujours constaté un épaississement de la névroglie, et cela dès le vingtième jour environ, et que j'ai toujours trouvé une augmentation, fût-elle peu considérable, du nombre des noyaux, je dois admettre que si, au commencement, le processus est purement passif, il s'y ajoute plus tard un élément d'irritation. Il faut remarquer aussi que cet épaississement de la névroglie semble avoir son point de départ dans les points d'entre-croisement des fibres. Ce sont eux qui les premiers se montrent gonflés; ils se colorent un peu plus fortement par les réactifs ordinaires; on y peut quelquefois constater de bonne heure des figures de division indirecte; on y distingue souvent deux noyaux, tandis que l'augmentation des noyaux ronds dispersés çà et là dans le tissu altéré est très peu sensible, ce qui semble prouver qui l'épaississement dépend, au moins en grande partie, de la tuméfaction et de l'augmentation des cellules fixes de la névroglie.

Il me semble donc qu'on est autorisé à se représenter la marche de la dégénération secondaire comme suit : les cylindres-axes dégénèrent et se décomposent les premiers, probablement à la suite de la suppression d'une action trophique; la myéline est attaquée ensuite; enfin il se produit dans la névroglie une irritation de médiocre intensité, laquelle

1. LEYDEN : *Klinik der Rückenmarkskrankheiten.* Bd. II. p. 308 et 436.

aboutit à l'épaississement et au racornissement de toute la partie qui en est le siège. Cette irritation peut dépendre, soit d'une excitation exercée par les débris des fibres nerveuses décomposées, soit du changement dans les conditions de la nutrition, soit d'un déplacement des équivalents locaux par suite de la disparition des fibres nerveuses dégénérées, soit enfin de quelque autre cause encore inconnue.

A l'époque où la myéline est tout entière altérée, on commence à rencontrer des corpuscules amyloïdes. Dans les préparations colorées par le violet de gentiane ou de méthyle, on constate un grand nombre de stades intermédiaires entre un tube dégénéré et ces corpuscules. On est donc autorisé à considérer les corpuscules amyloïdes comme un produit plus ou moins direct des débris des tubes dégénérés, mais de toutes les parties des tubes, et non, comme l'a cru par exemple M. Ceci, de la myéline seule.

Quant aux corps granuleux, qu'on rencontre pendant la même phase du processus que les petits noyaux ronds dans le tissu altéré, et à peu près à la même place, c'est-à-dire autour des faisceaux du tissu conjonctif et des vaisseaux, ce sont sans doute des cellules lymphatiques remplies de granulations graisseuses des fibres décomposées.

Les altérations des colonnes de Clarke méritent aussi d'attirer l'attention. Elles rapelleut la description que M. Lissauer donne de ces altérations chez les tabétiques; mais les cas que j'en ai observés sont encore trop peu nombreux pour qu'on en puisse tirer des conclusions certaines. Dans les deux cas où les colonnes de Clarke m'ont paru sensiblement altérées, la section avait traversé tout le cordon postérieur du côté opéré et à peine touché la partie interne du cordon du côté opposé. Pour expliquer ces altérations, on pourrait peut-être penser aux relations que quelques anatomistes croient exister entre les colonnes de Clarke et celles des fibres dans les cordons postérieurs, qui forment une continuation des fibres internes (*medialen* ou *Hinterstrang-*

fasern [1]) des racines postérieures. Dans les préparations colorées par la fuchsine ou la fuchsine-acide, et surtout par l'hématoxyline, on les voit très bien pénétrer par petits paquets dans la substance grise comme si elles se dirigeaient contre les colonnes de Clarke ou leur voisinage immédiat, sans pourtant pu'on puisse les suivre jusque là. En tout cas, si cette connexion existe, elle doit être très compliquée et n'exercer par conséquent son influence que très lentement, car l'altération des colonnes ne se constate qu' à une époque très-avancée. Dans les cas datant de quelques mois seulement et où la section avait été la même, je n'ai trouvé aucune différence entre les colonnes de Clarke des deux côtés. On pourrait citer un exemple analogue de cette influence exercée par des fibres dégénérées sur des cellules avec lesquelles elles sont en relation : ce sont les cas où, la lésion étant ancienne, on a trouvé une altération des cellules motrices des cornes antérieures en connexion avec une dégénération secondaire du cordon antéro-latéral correspondant, et dont j'ai cité un.

Comme je l'ai dit en commençant, la description que je donne de la dégénération secondaire dans le présent travail est fondée exclusivement sur l'examen d'un grand nombre de moelles de chiens à la suite d'une section. Pour voir si la marche de la dégénération changerait dans le cas où on ajouterait une irritation à l'interruption des voies conductrices, j'ai provoqué chez quelques animaux une compression de la moelle en introduisant dans le rachis, au niveau des dernières vertèbres dorsales, un grain de plomb assez gros pour causer, au moins au commencement, une paralysie complète. Quelquefois aussi, j'ai simplement écrasé la moelle après avoir ouvert le rachis de la manière ordinaire. Les animaux ont été tués à différentes époques après la lésion. L'examen microscopique des moelles durcies a donné absolument le même résultat quant à la dégénération secondaire. S'il y a

1. Voir SCHWALBE : l. c. p. 363.

quelque différence, c'est que le développement de l'altération serait un peu plus lent; cela tient sans doute à ce que l'interruption des fibres n'est pas aussi complète qu'à la suite d'une section.

Ainsi chez un chien qui avait vécu trois jours après l'écrasement de la moelle au niveau de la 10e vertèbre dorsale, et dont les membres postérieurs étaient, par suite, complètement paralysés, j'ai trouvé les tout premiers indices d'une dégénération dans les cordons postérieurs au-dessus de la lésion, à peu près comme dans l'expérience IX. Mais dans le cas d'un animal ayant vécu cinq jours après l'opération, également suivie de paralysie, je n'ai pu découvrir d'altérations que dans les cordons postérieurs au-dessus de la lésion. Dans un cas de six jours, les premiers indices de dégénération se montraient déjà dans les cordons antéro-latéraux au-dessous de la plaie, ainsi que dans la partie périphérique postérieure des cordons-latéraux au-dessus. Les altérations dans le voisinage immédiat de la lésion, au-dessus et au-dessous, étaient les mêmes que dans la dégénération traumatique; elles semblaient pourtant un peu plus intenses qu'après une section. Dans un cas, j'ai laissé vivre l'animal neuf jours après avoir introduit, du côté gauche de la moelle, au niveau de la 9e vertèbre dorsale, un morceau de plomb de la grosseur d'un petit grain de grenaille : la paralysie fut d'abord complète dans les deux membres postérieurs, mais ensuite la motilité commença à se rétablir un peu dans la patte droite. A l'examen microscopique, les altérations du côté gauche se montrèrent à peu près les mêmes que dans l'expérience XIII, où l'animal avait vécu sept jours; en revanche le processus était notablement moins avancé du côté droit.

Pour me rendre compte si la dégénération secondaire expérimentalement provoquée chez les animaux est différente de celle qu'on observe chez l'homme, j'ai comparé entre elles des préparations de ces deux provenances. Une semblable comparaison ne peut se faire que dans des limites assez restreintes, car on n'a pas à son choix une collection complète de cas de différentes époques pour l'homme comme pour les animaux. J'ai eu à ma disposition des préparations de huit cas de dégénération secondaire recueillis par M. Friedländer dans le *städtische Krankenhaus* de Berlin, et publiés par moi [1], ainsi que cinq cas recueillis par moi dans les hôpitaux de Helsingfors et non encore publiés. La cause de la dégénération était dans la plupart de ces cas une lésion cérébrale, dans trois d'entre eux, une compression à la suite du mal de Pott. La durée de la lésion primaire avait varié de vingt-trois jours à trois ans et demi.

Dans le cas où la mort était arrivée vingt-trois jours après une attaque d'apoplexie, j'ai trouvé les principales altérations dans les éléments nerveux, particulièrement les cylindres-axes. Dans les préparations non colorées les cylindres-axes d'un grand nombre de tubes nerveux ne se différenciaieut pas bien de la myéline et formaient souvent une masse grenue. Quelquefois la coupe transversale tout entière du tube avait un aspect grenu, quelquefois aussi elle paraissait brillante et le cylindre-axe s'y marquait alors par encore plus d'éclat. Mais on ne trouvait pas un tube où la myéline fût seule attaquée. Dans les préparations colorées il y avait un grand nombre de tubes où le cylindre-axe n'était pas coloré et par conséquent ne se différenciait pas bien de la myéline, également incolore; dans quelques tubes, il était trés faiblement teinté, et dans un petit nombre la myéllne l'était aussi; tandis que dans les parties saines environnantes, tous les cylindres-axes étaient nettement colorés. Outre ces altérations des éléments nerveux, on pouvait apercevoir une légère modification de la névroglie, mais seulement dans les préparations colorées, parce qu'elle se colorait plus fortement que les parties environnantes et donnait ainsi à l'image un caractère particulier. Les noyaux étaient un peu augmentés

1. Virchow's Archiv Bd. 88 H. 1. 1882.

(20 à 40 p. 100). On trouvait aussi des lacunes et un petit nombre de corpuscules amyloïdes [1].

Comme on le voit, l'altération des tubes nerveux semble être la même ici que dans les cas d'une durée correspondante provoqués expérimentalement [2], mais celle de la névroglie est peut-être un peu plus avancée chez l'homme. Cette différence, encore insignifiante à cette époque, semble plus prononcée dans les cas de deux à trois mois, et encore davantage dans ceux de sept à huit mois. Chez l'homme comme chez les animaux, l'épaississement de la névroglie s'étend, dans les cas anciens, un peu au-delà de la région originairement attaquée.

En comparant entre eux les cas de différentes époques chez l'homme et en voyant la grande conformité, pour tout ce qui est essentiel, des altérations chez l'homme et l'animal dans les cas de date correspondante, on est invinciblement amené à conclure que le processus est absolument le même dans les deux cas et dépend des mêmes causes. Ces causes sont probablement l'interruption des tubes nerveux et leur séparation de leurs centres trophiques.

1. Ce cas est un de ceux que j'ai publiés dans le *Virchow's Archiv*, d'où je tire textuellement la description ci-dessus.
2. Les méthodes de coloration par la fuchsine, la fuchsine-acide et l'hématoxyline (méthode Weigert) n'étaient pas encore connues alors. De là l'absence d'une comparaison entre les préparations traitées par ces différentes substances.

Explication des figures.

Fig. 1.

Parties postéro-internes des cordons postérieurs d'une préparation par le bleu d'aniline du renflement cervical de la moelle d'un chien qui avait vécu 4 jours après une hémisection à gauche au niveau de la 10e vertèbre dorsale. (Zeiss C, Oc. 2; 145 diamètres. — *Expérience X*).

Fig. 2.

Parties postéro-internes des cordons de Goll de la même préparation que la fig. 1. (Zeiss K, Oc. 2. 760 diamètres).

Fig. 3.

Une partie limitée de la région altérée du cordon postérieur gauche d'une préparation par la fuchsine-acide du renflement cervical de la moelle du même animal que dans les deux premières figures. (Zeiss K, Oc. 3, 1045 diamètres).

Fig. 4.

Région de la section même dans une préparation au bleu d'aniline d'une coupe longitudinale de cette région. L'animal avait vécu 7 jours après une hémisection à gauche, au niveau de la 10e vertèbre dorsale; le cordon postérieur droit avait aussi été un peu touché. (Zeiss C, Oc. 2; 145 diamètres. — *Expérience XIII*).

Fig. 5.

Cordon postérieur gauche et parties adjacentes des cordons postérieur droit et latéral gauche de la même préparation que la fig. 3. Des difficultés techniques ont empêché de différencier les anneaux érythrophiles de la névroglie comme ils devraient l'être; ils sont en outre un peu schématisés. (Zeiss C, Oc. 3. 195 diamètres).

Fig. 6.

Cordon postérieur gauche et parties adjacentes des cordons postérieur droit et latéral gauche d'une préparation par la fuchsine-acide d'une coupe prise à 1 ctm. au-dessous d'une hémisection de la moelle au niveau de la 10e vertèbre dorsale. L'animal avait vécu 6 jours après cette opération. (Zeiss A, Oc. 3. 71 diamètres. *Expérience XII*).

Fig. 7.

Parties antéro-internes des cordons antérieurs d'une préparation par l'hématoxyline (méthode de Weigert) du renflement lombaire de la moelle du même animal que la fig. 4. (Zeiss D, Oc. 3. 320 diamètres).

Fig. 8.

Préparation par la fuchsine-acide du renflement cervical de la moelle du même animal que les fig. 4 et 7. (Zeiss aa, Oc. 2. 30 diamètres.)

Fig. 9.

Cordon postérieur gauche et parties adjacentes des cordons postérieur droit et latéral gauche de la même préparation que la fig 8. Par des causes techniques, les anneaux érythrophiles et la névroglie se trouvent avoir la même nuance, bien que celle-ci dût être plus claire. (Zeiss D, Oc. 2. 230 diamètres).

Fig. 10.

Parties postéro-internes des cordons postérieurs d'une préparation, par la fuchsine-acide, du renflement cervical de la moelle d'un animal qui avait vécu 35 jours après une hémisection au niveau de la 10e vertèbre dorsale; le cordon postérieur droit avait été légèrement entamé par l'instrument. (Zeiss D, Oc. 3. 320 diamètres. *Expérience XVII*).

Fig. 11.

Une grande partie d'une préparation par l'hématoxyline de la partie supérieure de la moelle dorsale d'un animal qui avait vécu 72 jours après une hémisection de la moelle au niveau de la 10e vertèbre dorsale; le cordon postérieur droit avait été entamé. (Zeiss. aa. Oc. 3. 41 diamètres. — *Expérience II*).

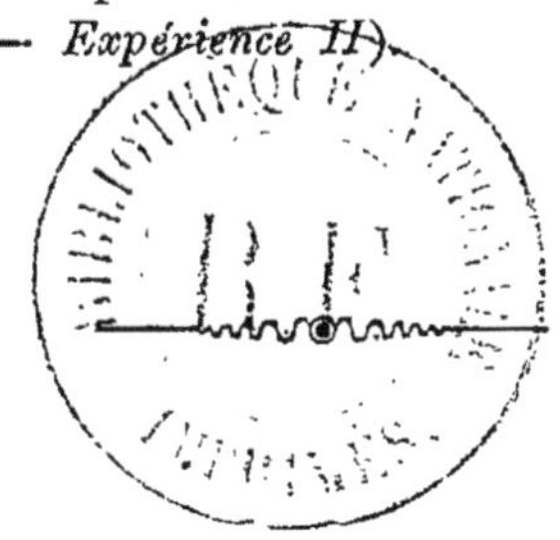

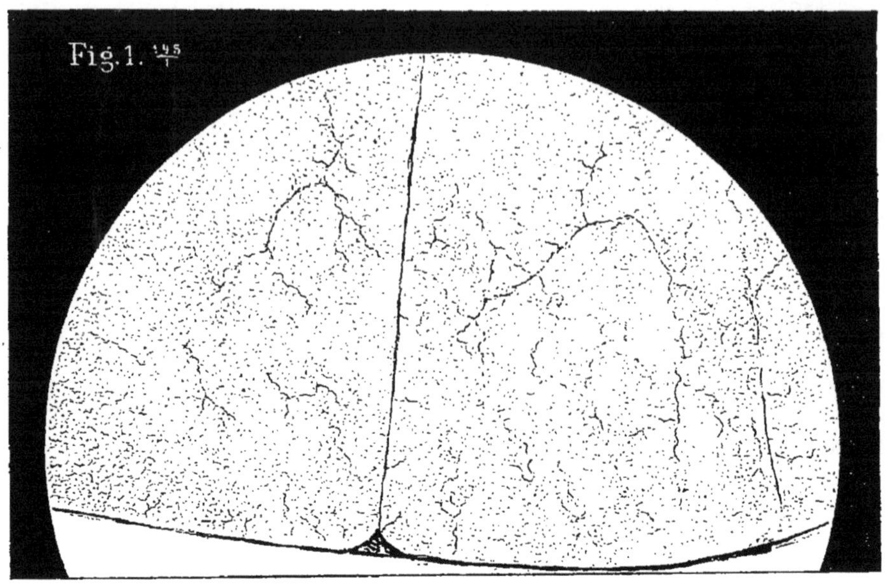

Fig.1. $\frac{145}{1}$

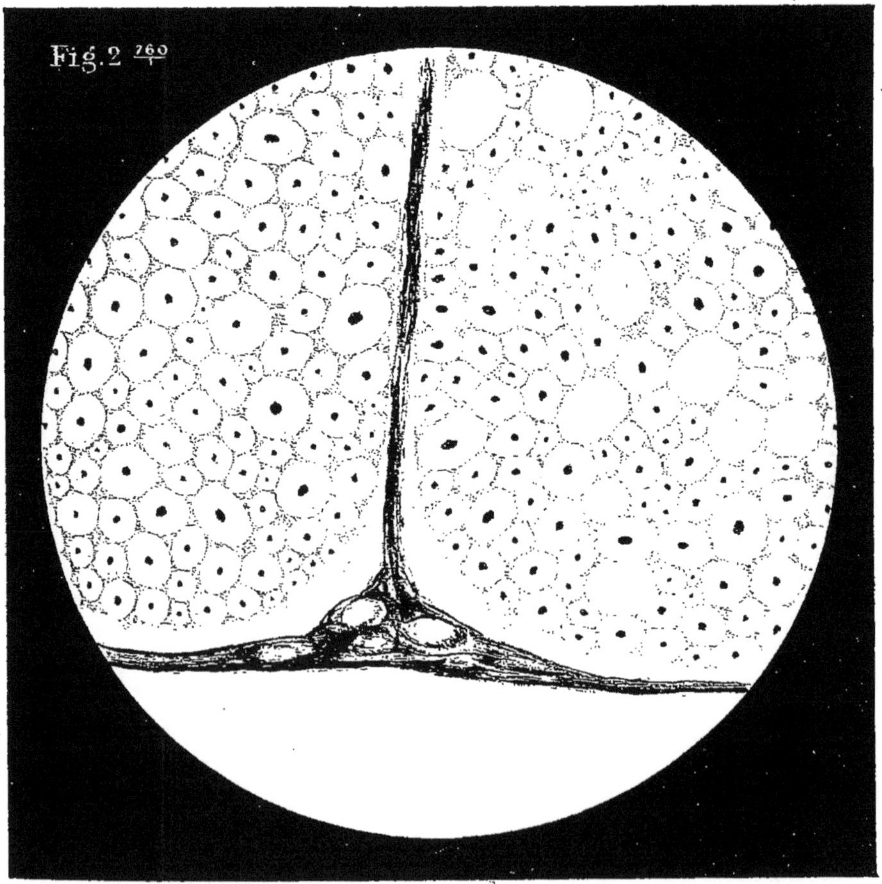

Fig.2 $\frac{760}{1}$

ad.nat.del. C.H.Nummelin.   Litogr. Aktie-Bolaget Helsingfors.

Fig. 3. $\frac{1045}{1}$

Fig. 4. $\frac{145}{1}$

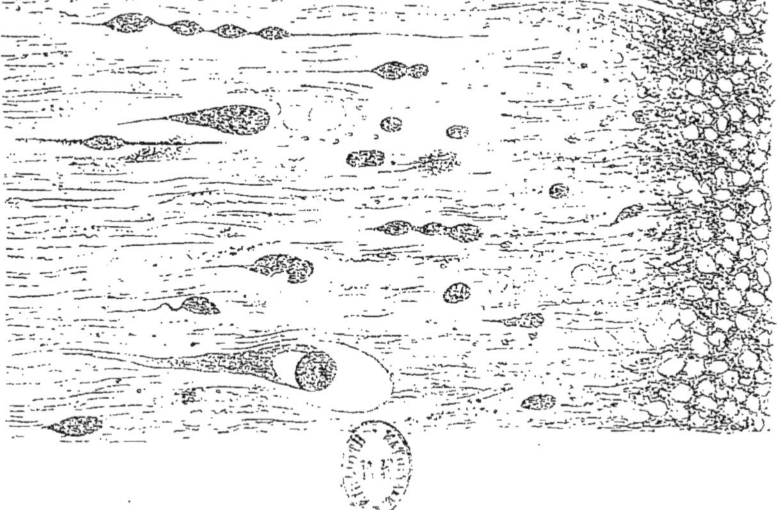

ad nat del. C. H. Nummelin.

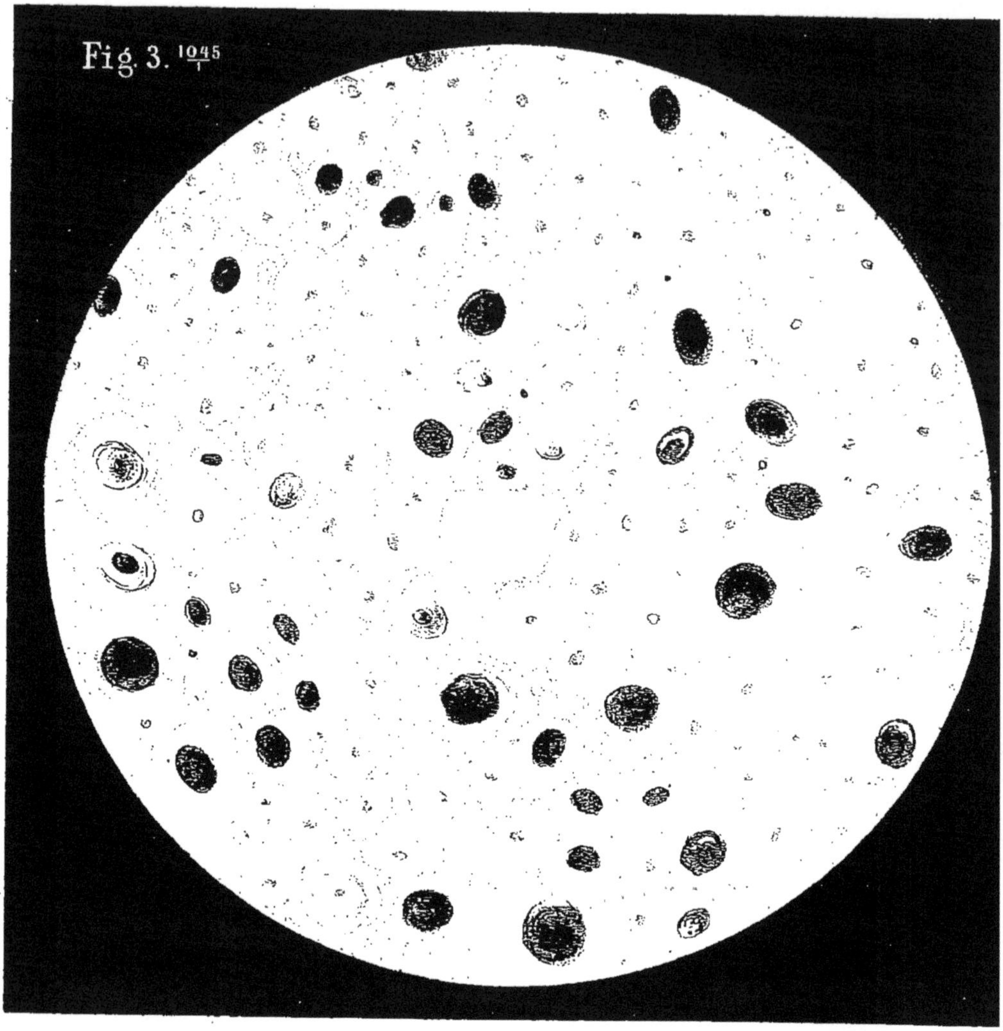

Litogr. Aktie-Bolaget Helsingf.

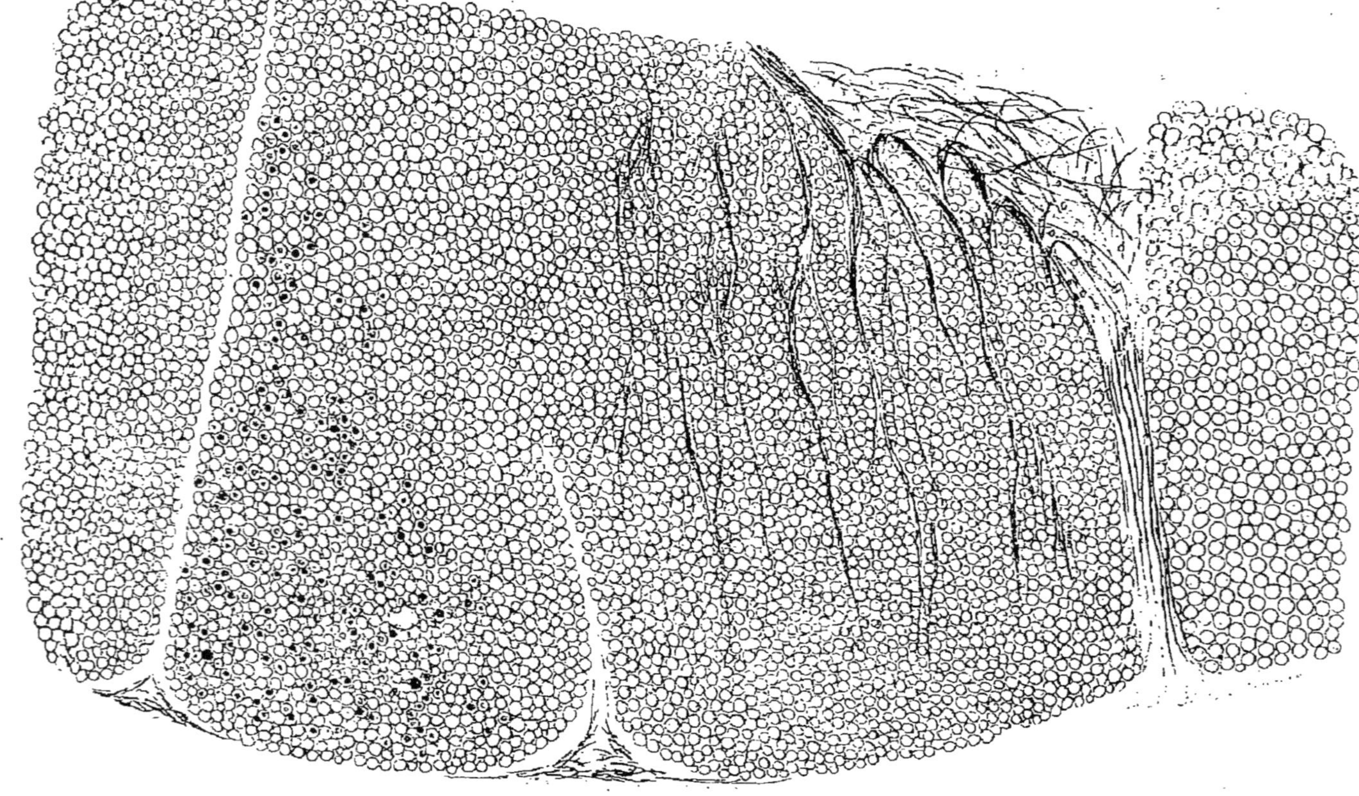
Fig. 5.
195/1
et. del C H Nummelin.
Litogr. Aktie-Bolaget, Helsn

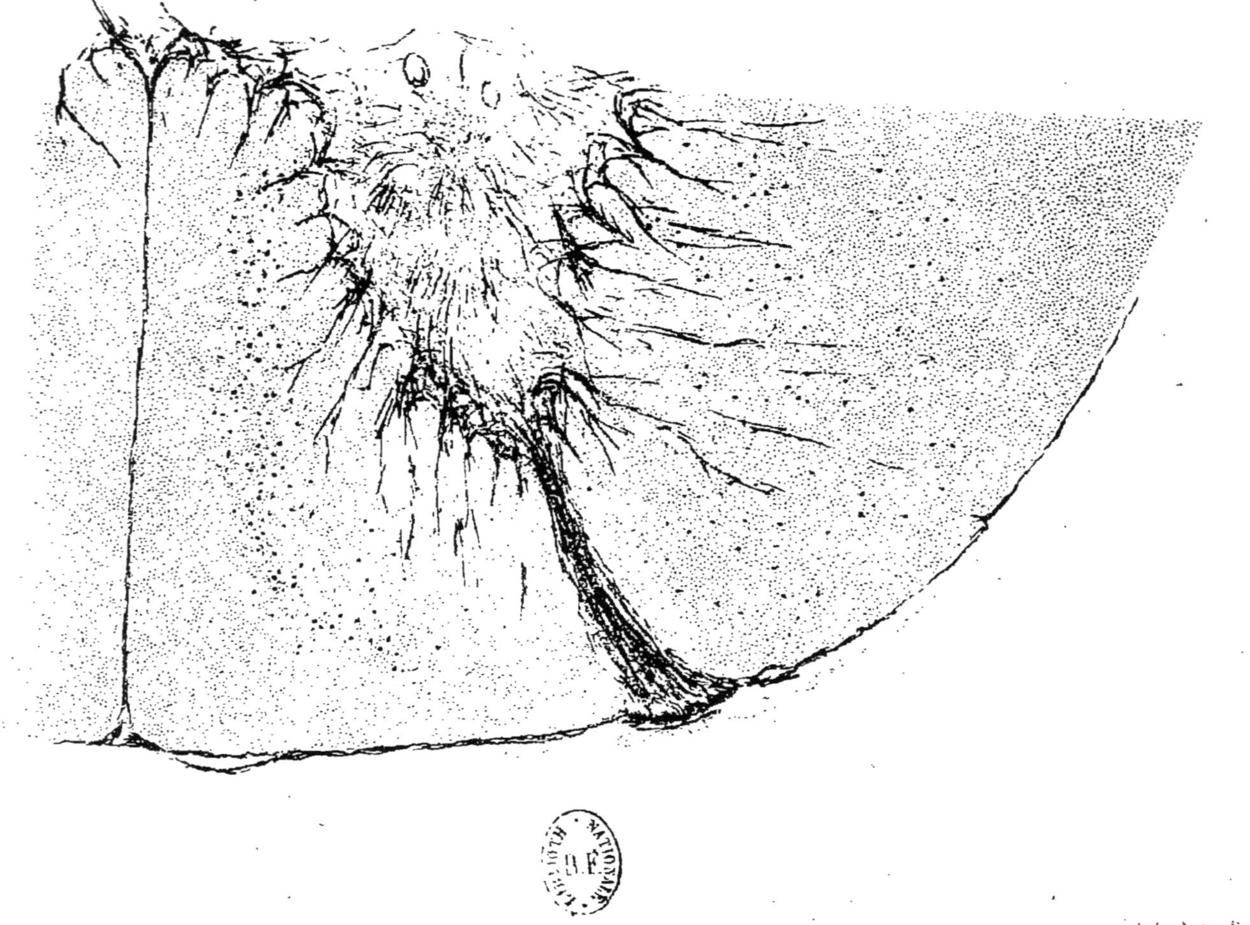
Fig. 6.

Fig. 8. $\frac{30}{1}$

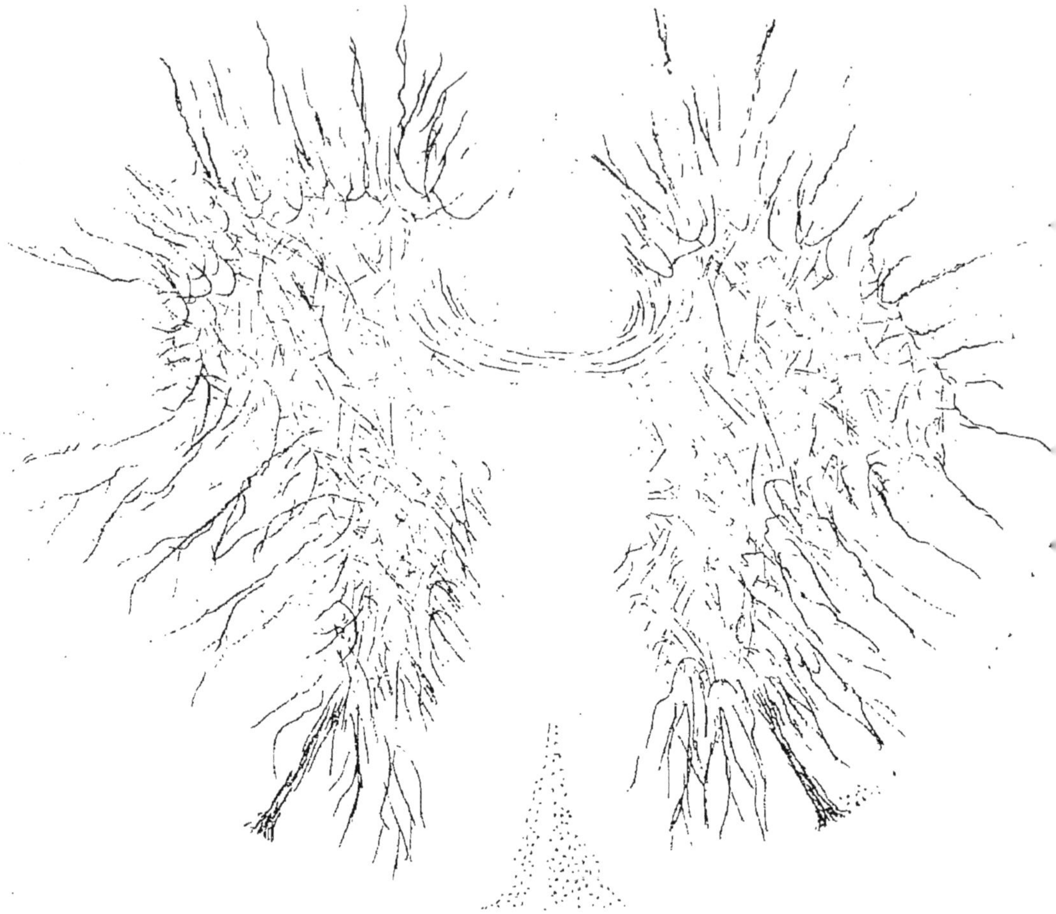

Fig. 7. $\frac{320}{1}$

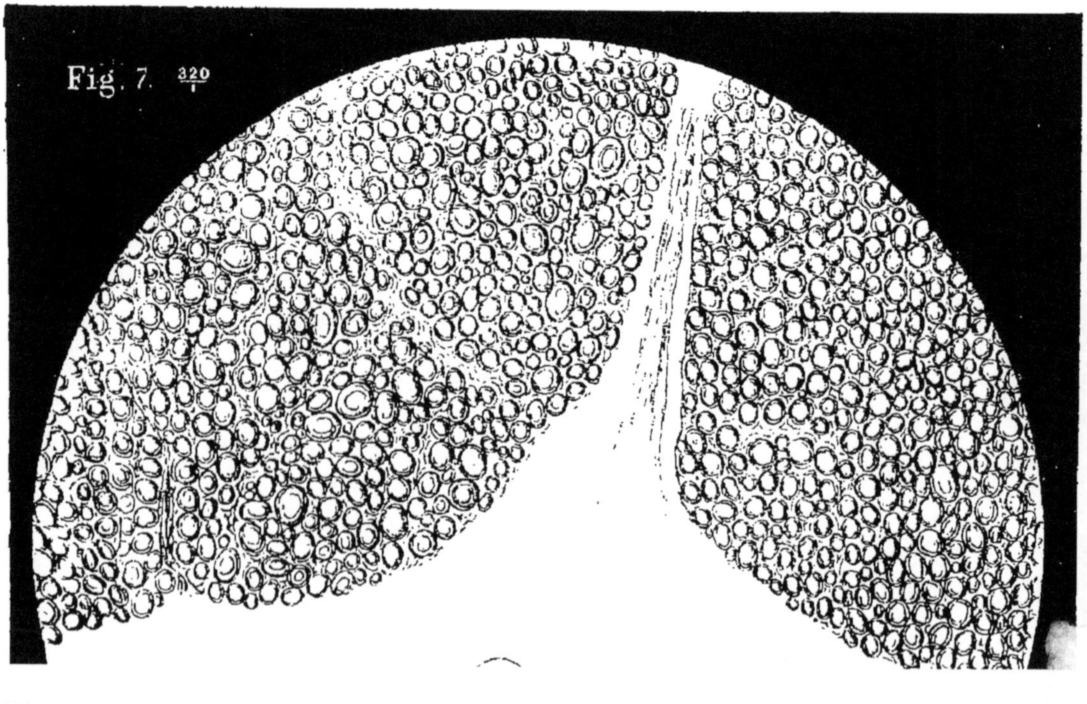

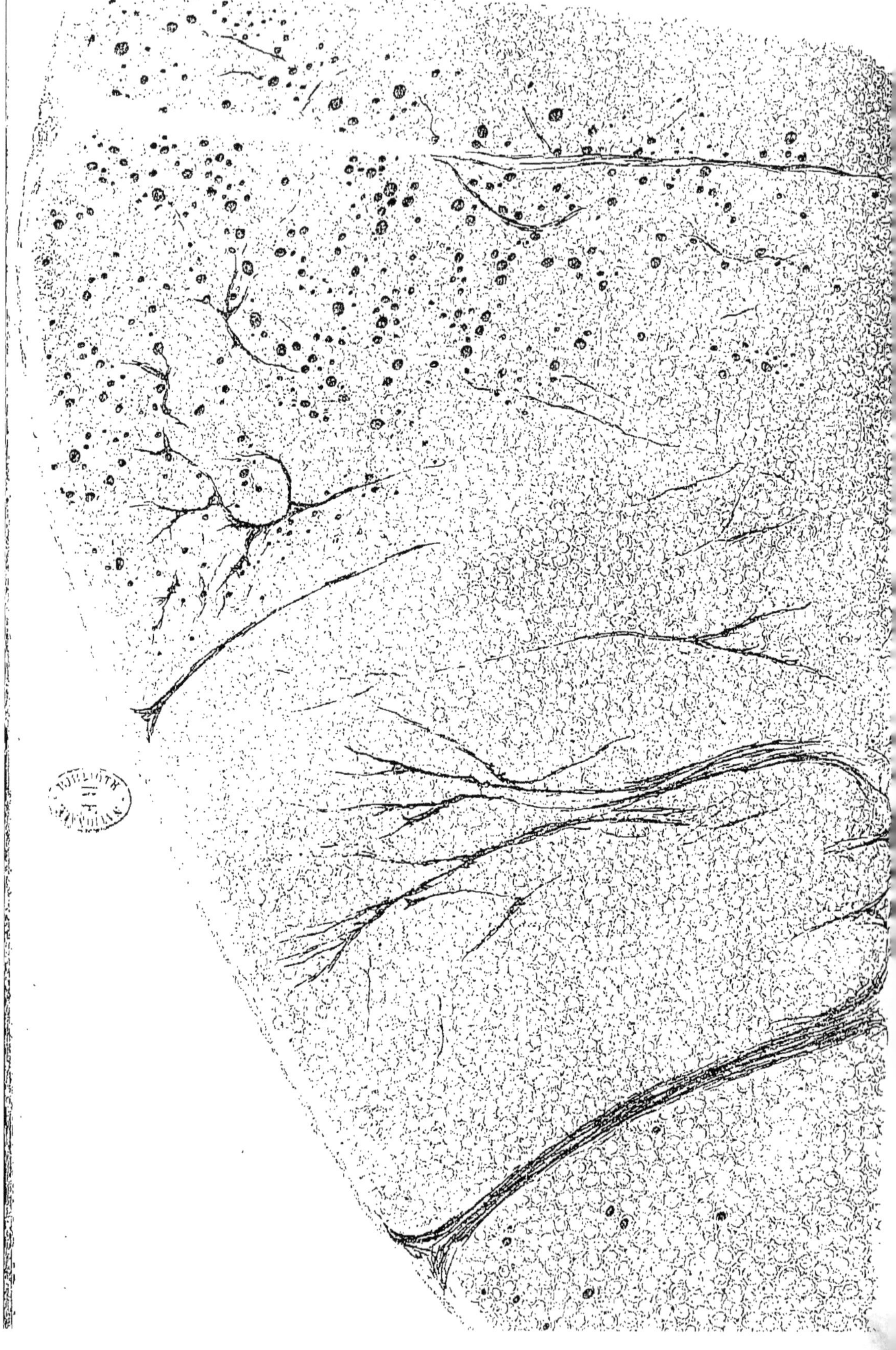

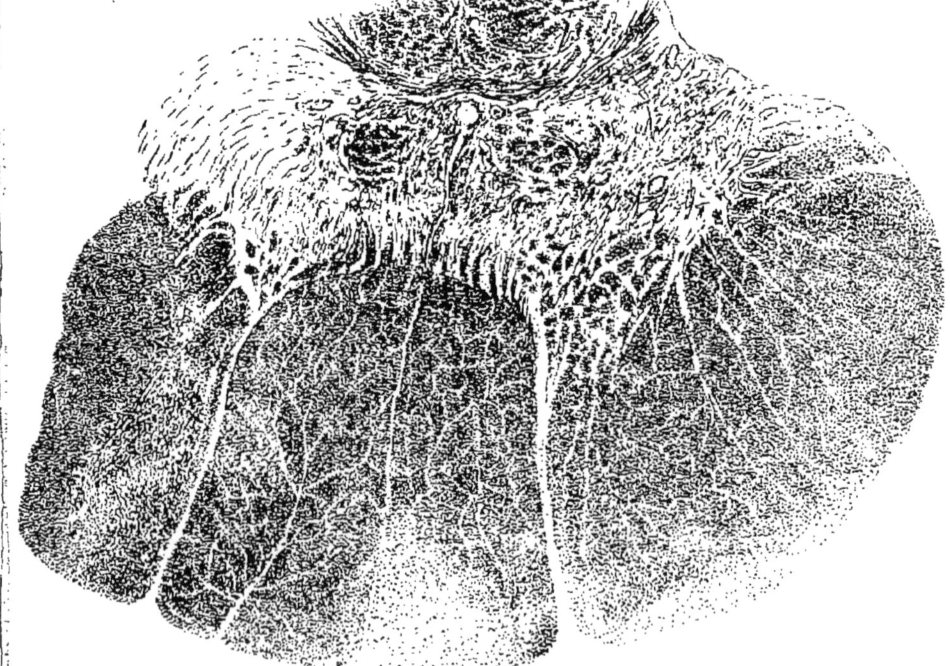

Fig 10. 320/1 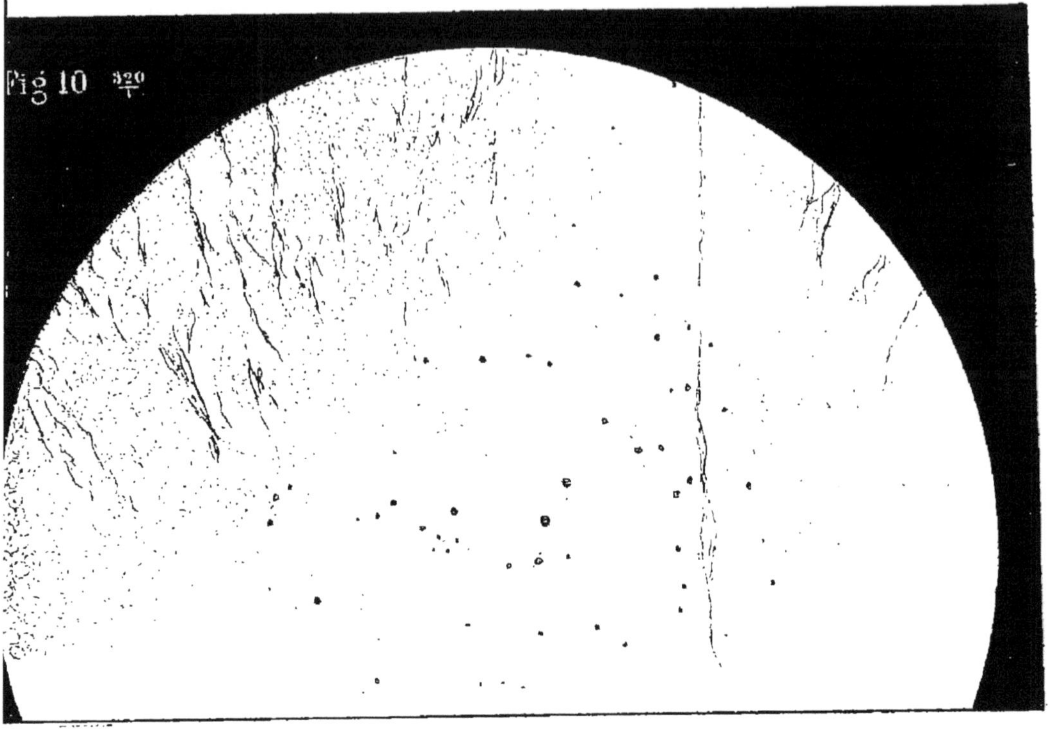
Fig 11. 41/1